EXAMEN

DU

RECUEIL.

EXAMEN

DU

RECUEIL

De tous les faits et observations relatifs au Croup, publiés par l'École de Médecine de Paris dans le mois de juin 1808.

PAR J. CH. FEL. CARON,

Ancien Chirurgien élève, aide-major gagnant maîtrise des Invalides, membre du collège de la ci-devant Académie Royale de Chirurgie, élu deux fois de suite Prévôt et Administrateur du collège et hospice de chirurgie de Paris, chirurgien en chef de l'Hôpital Cochin, depuis sa fondation, et Membre de l'Athénée des Arts, etc.

A PARIS,

Chez
- L'Auteur, rue St.-Hyacinthe, place St.-Michel, n. 7.
- Mlle Hullin sa petite fille, de l'Académie Impériale de Musique, rue Helvétius, n. 73.
- Merlin, libraire, quai des Augustins, n. 29.

DE L'IMPRIMERIE DE ROUSSEAU, RUE POUPÉE, N°. 7.

1809.

AVANT-PROPOS.

LA multiplicité des événemens funestes qui suivent toujours la maladie suffocative connue sous le nom de CROUP, *angina stridula*, *angina polyposa*, *angina membranacea*, et dont chaque année, pour ne pas dire chaque mois, fournit de fréquens et malheureux exemples, me commande impérieusement de donner au public ce nouvel ouvrage, fruit de mes méditations et de mes veilles ; il contient le moyen certain de guérir la maladie qui fait l'objet des sollicitudes du gouvernement. Je l'ai adressé au ministère de l'Intérieur le 31 décembre dernier, dans l'intention qu'il concourût pour le prix avec les autres mémoires ; j'espérais que, sous peu de jours, le public en aurait connaissance. Mais l'école de médecine ayant jugé à propos de proroger encore de six mois le terme du concours, je crois de mon devoir de le soumettre, sans plus différer, à la méditation des praticiens; et afin de faire connaître autant qu'il sera en mon pouvoir, le moyen certain d'arracher des bras de la mort les jeunes et intéressans sujets que le CROUP peut attaquer. J'adresserai à mes collègues un certain nombre d'exemplaires de cet ouvrage.

M. *Richerand* professeur de pathologie chirurgicale a prononcé, en présence de son Excellence le Ministre de l'Intérieur, de MM. les Maire et Adjoints de la Municipalité du onzième arrondissement de la ville de Paris, et d'un grand nombre de savans appartenans à l'Institut national etc. un discours dans lequel il dit que le Recueil des faits et observations donnés par l'école de médecine, *tout en rendant le travail des concurrens plus facile, est bien propre à les décourager, car il leur prouvera que le* CROUP *n'est pas une maladie nouvelle, et qu'une foule d'observateurs en ont tellement éclairé l'histoire, que, sous le rapport de ses causes, de ses signes, de sa méthode curative et de son danger, il reste peu de chose à faire.*

Je ne suis nullement de l'avis de M. *Richerand* sur l'importance qu'il a bien voulu donner au Recueil des écoles, qu'il a désigné je ne sais pourquoi, sous le nom de programme (1). La lecture de cet Examen du Recueil que je présente en ce moment au public, lui prouvera, je l'espère, que j'ai eu de fortes raisons pour être d'un avis contraire à celui de M. *Richerand.*

---

(1) Voyez le 3me alinea de la page 23 du discours prononcé par M. le professeur *Richerand* dans la séance publique du 24 novembre dernier.

EXAMEN

SUR

LE CROUP.

Dans le compte que j'ai rendu des motifs qui m'ont déterminé à publier mon traité du Croup, bien avant le terme fixé pour le concours, j'ai dit que c'était l'ardent desir d'être utile à mes concitoyens, qui m'avait porté à donner prématurément mon ouvrage au public, dans la crainte que pendant le laps de temps qui devait s'écouler encore, avant que l'on sût le résultat du concours, il n'arrivât des événemens peut-être plus funestes encore que ceux qui fixent aujourd'hui l'attention du gouvernement sur cette pernicieuse maladie.

A cet effet, je me suis empressé de faire connaître ma doctrine; elle est spécialement fondée sur des expériences directes et analogues, qui sont le fruit de cinq à six années de méditations. Je réduis les élémens constitutifs du Croup à un caractère de grande simplicité. Ce caractère pris dans sa vraie nature devient si facile à comprendre, qu'il faut, malgré soi, se rendre à l'évidence suivante.

L'amas du mucus, qui dans l'état naturel sert à enduire le conduit aérien, et l'exempte de l'impression de l'air, ainsi que des particules étrangères qu'il charie, donne le vrai caractère du Croup. Cet amas doit être considéré comme un corps étranger formé au dedans de ce conduit, qui, à la manière de ceux qui viennent du dehors, suffoquerait bientôt le malade, si on ne se hâtait de l'en faire sortir.

Tous les moyens médicaux n'ayant pas les qualités nécessaires pour opérer cette guérison, doivent être absolument proscrits; il n'y a qu'une ouverture artificielle du conduit qui puisse opérer ce salutaire effet. De toutes celles que l'on peut y faire, c'est la trachéotomie qu'il faut préférer. Le procédé de cette opération est simple sans dangers, et peut suffire dans tous les cas. J'ai même prouvé dans mon ouvrage que tous les reproches que lui fait *Bichat* ne sont nulement fondés ; le succès non-douteux de cette opération n'est pas assez connu ; trop d'obstacles s'y opposent, et je crains bien que cette fausse opinion ne dure encore long.tems, si le gouvernement ne prend pas sous sa spéciale protection ce procédé curatif, en rendant responsable le praticien qui laissera mourir un croupalisé ; sans avoir pratiqué l'opération.

Je ne me serais jamais attendu que mon traité du Croup, ouvrage sollicité par le gouvernement et qui, par les avantages qu'il promet, aurait dû occuper tout le monde, eût pu exciter l'envie de certaines gens qui ont été assez perfides pour employer tous les moyens qu'ils croyaient propres à en arrêter le cours. On a poussé l'acharnement jusqu'à s'en prendre aux affiches ; toutes celles qui se sont trouvées à la portée d'être lues aisément, n'ont point été épargnées ; elles n'ont fait que paraître et disparaître ; en un mot, pour en ôter jusqu'aux moindres traces, on s'est servi de *Gryffes*.

La séduction s'est même introduite jusques chez les journalistes, à qui on a fait entendre qu'il n'y avait que des médecins qui pussent faire le rapport de mon ouvrage. Dans le Courier de l'Europe, 11 mars 1808, c'est un jeune médecin dont on m'a tu le nom, qui s'en est chargé : il a commencé par tronquer la moitié du titre, de sorte que l'annonce est devenue insignifiante. Cet homme qui, quoique médecin, est un parfait ignorant en chirurgie, ne s'est point contenté d'en agir ainsi ; il a altéré le texte de l'ouvrage. Ne pouvant mordre sur des principes inattaquables, il les a dénaturés, et en a affaibli les propositions les plus importantes. Toute cette conduite a été dirigée, suivant toutes les apparences, par le grand desir qu'on avait de servir M. *Chaussier*. Celui-ci, quoiqu'il dut lui en coûter, avait l'intention de se donner l'antériorité sur moi, en faisant renaître une note qui, depuis six ans, est enterrée dans un rudiment médical qui ne peut avoir été connu et lu que par les professeurs, ou par quelques jeunes gens qui se destinent à l'étude de la médecine. M. *Chaussier* le professeur y établit une doctrine du CROUP fondée sur l'inflammation de la membrane muqueuse du conduit aérien et sur les phénomènes disparates du vésicatoire ; dans cette note M. *Chaussier* propose la trachéotomie. Aussi, dans son triomphe, le rapporteur du Courier de l'Europe s'écrie-t-il : « L'opération proposée par M. *Caron* mérite d'autant plus de fixer l'attention des praticiens, qu'elle est conforme à celle de M. *Chaussier*, développée dans la pyrétologie de *Selle*, traduction de M. *Nauche*. Ce professeur s'est prononcé fortement en faveur de cette opération, et a recommandé de la pratiquer de bonne heure, avant que le CROUP ait fait trop de progrès ».

Si ce jeune homme n'eut été animé que du desir de faire connaître les efforts que font les praticiens pour découvrir la vraie nature d'une maladie qui moissonne si promptement les enfans qui en sont atteints ; s'il eut été capable de lire mon ouvrage . sans y mettre de prévention, n'aurait-il pas vu qu'avant de me prononcer en faveur de la trachéotomie, j'avais eu grand soin d'employer au moins en discussions une quarantaine de pages, dans la seule intention de laver cette opération de toutes les inculpations fausses dont *Bichat* l'avait injustement accablée.

Si enfin il eut voulu réfléchir sur les inconséqnences qu'il allait commettre, en se chargeant de mettre au jour cette vieille note entièrement ignorée jusqu'aujourd'hui, il ne serait pas obligé de répondre pour lui, ou au nom de M. *Chaussier*, dont il semble être l'interprète, à toutes les questions, que je vais lui faire.

Pourquoi M. *Chaussier* sachant le blâme injuste que je me suis attiré en l'an 9, pour avoir fait à propos la trachéotomie de préférence à la laryngotomie, n'a-t-il pas pris ma défense?

Pouvait-il croire que la trachéotomie proscrite même pour l'extraction de corps étrangers introduits dans la trachée-artère, serait reçue plus favorablement pour le traitement du Croup?

Puisqu'il se proposait de donner une note sur le Croup, dans laquelle il se prononcerait fortement en faveur de l'opération de la trachéotomie, pourquoi ne lui a-t-il pas donné la plus grande publicité?

Pourquoi l'a-t-il enterrée en l'an 10 dans la

pyrétologie de *Selle*, rudiment qui ne peut se trouver qu'entre les mains de quelques jeunes gens qui ne savaient encore rien dans l'art de guérir ?

Pourquoi dans ce tems n'a-t-il pas pris la plume pour prouver la bénignité de cette opération?

Pourquoi n'a-t-il pas tonné contre *Bichat* qui a osé avancer que la laryngotomie était préférable ?

Pourquoi a-t-il fait le contraire, en allant en grand cortège médical à l'*Hôtel-Dieu*, pour donner l'immortalité à un homme qui, faute d'une pratique consommée, avançait d'aussi meurtriers préceptes, et qui, en un mot, était le détracteur de sa note insérée dans la pyrétologie ?

Pourquoi a-t-il conseillé la lecture des ouvrages de *Dessault* aux élèves, en leur persuadant qu'ils étaient les seuls convenables pour faire une bonne éducation chirurgicale ?

Pourquoi depuis six ans, M. *Chaussier* a-t-il laissé sa note ensévelie dans un rudiment, sans l'indiquer à personne ?

Pourquoi, par exemple, ne l'a-t-il pas fait connaître à *Schwilgué*? elle aurait été bien nécessaire pour la dissertation inaugurale de ce candidat, qui ne cite M. *Chaussier* dans sa thèse que pour le talent qu'a celui-ci à faire des CROUPS. Si M. *Chaussier* eût eu l'intime conviction que la trachéotomie est le seul procédé curatif à employer contre le CROUP ; et s'il eut donné la publicité convenable à sa note, en la faisant connaître à *Schwilgué*, celui-ci aurait paré à bien des inconvéniens, à bien des incertitudes dans la partie de sa dissertation relative au traitement ; il aurait dit avec hardiesse, M. *Chaussier* est le seul qui ose se prononcer fortement en faveur de la trachéotomie ; on l'aurait écouté, parce que cette thèse est citée honorablement par l'école de médecine.

Eût-il pu lire de sang froid les plaintes amères de MM. *Beauchêne* et *Double*, contenues au tome XXI du Journal périodique de Médecine, sur l'insuffisance des remèdes médicinaux employés jusqu'à ce jour, pour la cure du CROUP ; n'eût-il pas cherché à rassurer ces praticiens, en leur indiquant la note contenue dans la pyrétologie de *Selle*, et en leur démontrant, surabondamment, tous les heureux effets qu'on retirerait de l'opération de la trachéotomie ?

Pourquoi M. *Chaussier*, professeur de l'école de médecine, entouré d'un grand nombre d'élèves, dont la plupart étaient des départemens, pouvant consacrer quelques instans dans chaque leçon à parler de la trachéotomie dans le cas du CROUP, n'a-t-il pas, dès le jour qu'il a regardé cette opération comme le seul mode capable de guérir cette maladie, saisi d'aussi heureuses circonstances, à l'effet de la répandre non-seulement dans la France, mais encore dans les pays éloignés ?

S'il eut employé ce moyen, point de doute qu'un très-grand nombre de praticiens, dont la plupart ont été élèves des écoles, n'eût eu une connaissance convenable du procédé curatif; point de doute que ces praticiens n'eussent eu la fréquente occasion de l'appliquer à tems utile, et qu'ils n'eussent arraché des bras de la mort un grand nombre de jeunes et intéressantes victimes? Que de parens n'auraient pas à pleurer la perte d'un être chéri, sur lequel ils fondaient de grandes espérances !

Pent-être même M. *Chaussier* aurait-il à se louer aujourd'hui d'avoir été le premier auteur de la conservation d'un jeune prince, que, dans la maladie du Croup, la mort enleva, il y a peu d'années, à son illustre famille, qui faisait des vœux impuissans pour la guérison d'une maladie, dont le seul moyen curatif, était dans un oubli presque total, quoiqu'il eut été inséré furtivement dans un de ces ouvrages que peu de personnes ont à leur disposition.

En effet, si M. *Chaussier* eut été convaincu de toute l'excellence de l'opération qu'il croyait convenable de pratiquer dans le Croup, se fût-il borné à la note mise dans le rudiment? N'aurait-il pas parlé, comme je l'ai dit plus haut, de cette opération dans tous ses cours ? N'aurait-il pas cherché à démontrer, jusqu'à l'évidence, qu'elle seule suffisait pour guérir, et que les autres moyens étaient insuffisans ? N'eût-il pas invité les professeurs, les praticiens de tout Paris, et les nombreux élèves qui assistent à ses cours, à rechercher soigneusement les individus attaqués du CROUP essentiel, à les lui indiquer, afin qu'il eut souvent l'occasion de pratiquer l'opération, et de démontrer, par le fait même, combien elle était salutaire: il aurait eu alors l'occasion de publier un ouvrage contenant tous les documens de sa doctrine. et les observations de la maladie du CROUP, dont les sujets eussent été guéris par ce moyen ? Ce professeur n'a rien fait de tout cela ; il ne le pouvait pas ! pour le faire, il aurait fallu qu'il eût connu toute l'excellence de l'opération ; cette connaissance lui était refusée ! donc M. *Chaussier* n'a aucun droit à l'antériorité. Au surplus, la maladie suffocative à laquelle, depuis peu d'années, on a donné le nom de CROUP, a été connue de tous tems, et il y a plusieurs siècles que la trachéotomie désignée sous le nom de bronchotomie, laryngotomie, a été proposée comme un moyen efficace pour la guérison de la maladie qui fait l'objet de ce mémoire.

C'est bien ici le cas de faire voir à M. *Chaussier* les reproches que son insouciance lui eût attirés, s'il existait encore un homme aussi véridique que *Casserius*, mort en 1660 ; ce sage n'a épargné aucun de ceux qui ont négligé de parler avantageusement de la trachéotomie. Voici la sentence qu'il a prononcée contre eux. *Pro inhumanis, inexpertis, formidolosis, crudelibusquè, imò tanquam pro homicidis habendi.*

M. *Tourlet* est le deuxième auteur qui ait fait un rapport sur mon traité du CROUP ; il figure dans le Moniteur du 28 mai 1808. On dit M. *Tourlet* de la même licence que M. *Chaussier* en la *célèbre université* de *Besançon* ; son nom ne se trouve pas dans la liste départementale. Ce médecin dit que le sujet de mon ouvrage, sans être neuf, mérite cependant de fixer l'attention des praticiens ; suivant lui, je réponds longuement aux objections que je prétends avoir été faites par *Bichat* et plusieurs autres hommes de l'art, contre la trachéotomie; et il ajoute que j'ai exagéré ces objections, en confondant à *dessein* les résultats que les auteurs prêtent à deux opérations bien différentes, et qu'ils prennent bien soin de distinguer dans les traités élémentaires ; pour éviter, à ce qu'il dit, une discussion oiseuse(1),

(1) Cette discussion devenait cependant bien nécessaire, puisque M. *Tourlet* eût été obligé d'expliquer comment j'avois confondu à *dessein* les résultats de deux opérations regardées par les auteurs comme bien différentes. Dans

il se contente d'observer que la trachéotomie proprement dite, est généralement regardée aujourd'hui, de mon aveu même, comme très-praticable.

Oui, M. le Rédacteur, cette opération est généralement regardée comme très-praticable; cependant il y a bien des praticiens qui l'ignorent absolument, ou ne la croient pas praticable, puisqu'ils négligent de la faire, lors même qu'il y a des corps étrangers engagés dans la trachée-artère. Le fait suivant, qu'on n'osera pas révoquer en doute, prouvera évidemment l'assertion que je viens d'avancer.

Au commencement du mois de juin dernier, un serrurier, père de quatre enfans en bas âge, demeurant rue *Mazarine*, en mangeant la soupe, avala un os qui faisant fausse route, entra dans le conduit aérien. Aussitôt les symptômes les plus allarmans de la suffocation, provoqués, sans doute, par les aspérités de l'os, font courir après les secours; on va chez M. *Pipelet*, maître en

---

cette discussion il eût eu à prouver que j'étais un perfide inventeur. Mais comme rien n'était moins facile, puisque les ouvrages de *Bichat* eussent prouvé toute la solidité de mes raisons, ce Mr. s'est bien donné de garde d'entrer dans une discussion scientifique qui eût mis en évidence le peu d'attention qu'il a donnée à la lecture des ouvrages de *Bichat*.

chirurgie, rue *Mazarine*; il est à la campagne: on se sert du premier homme de l'art qui se présente. Celui-ci use le tems à employer, sans doute, les moyens médicaux; le malade meurt en cinq à six heures de tems, sans qu'on ait pensé à faire faire, ou à faire soi-même une ouverture au conduit aérien. Je tiens ce fait de M. *Pipelet*, qui, en ami de l'humanité, non-seulement s'intéresse aux enfans, mais regrette et gémit encore aujourd'hui de ne s'être pas trouvé chez lui; il n'hésite pas à dire qu'il aurait sauvé la vie à cette malheureuse victime.

M. *Tourlet* ajoute encore dans l'article du Moniteur, que la trachéotomie avait déjà été indiquée par M. *Chaussier*, et c'est le cas de dire qu'il rappelle à *dessein* la note dont il a déjà été parlé. Je remets à un autre moment la discussîon nécessaire pour prouver son peu d'importance. Mais au sujet de la trachéotomie, je vais citer une observation où il fait mention d'une augmentation de volume des poumons, chez un enfant mort du CROUP. Elle est rapportée dans le Moniteur par M. *Tourlet*, qui prétend que cette augmentation de volume des poumons dans le CROUP est échappée à mes recherches; elle me fournira l'occasion de faire quelques réflexions.

« Mlle Pierret-Bailly, mourut à l'âge de sept ans, rue Saint-Honoré, No. 57, au cinquième jour de l'invasion d'un CROUP bien caractérisé. Son corps fut ouvert le 15 nivôse an 13, par MM. *Nauche*, *Sedillot* l'aîné, et *Julien*; les poumons étaient gorgés de sang dans tout leur tissu, et avaient acquis plus du double de la densité et du volume qu'ils ont coutume d'avoir dans leur état naturel; le larynx, la trachée-artère, les bronches jusques dans leurs dernières ramifications, étaient obstrués par une couche membraneuse uniforme d'un jaune pâle, épaisse d'environ deux lignes; cette fausse membrane formait dans la totalité du larynx et de la trachée-artère, ainsi que dans la partie supérieure des bronches du poumon un tube creux que remplissait la même matière visqueuse, jaunâtre et peu consistante »,

« Ce résultat cadavérique, ajoute M. *Tourlet*, nous apprend que la mucosité qui tapisse la trachée-artère dans le CROUP, peut aussi infiltrer toute la substance des poumons, et qu'en ce dernier cas la trachéotomie ne préviendrait pas la mort du malade ».

Si M. *Tourlet* avait lu avec attention mon mémoire, il aurait vu que la densité et l'augmentation du volume des poumons n'ont point échappé à mes recherches. J'en parle en différens endroits, et voici comme je m'explique à la page xxv de l'avant-propos de mon traité: A la mort on ne remarque dans les poumons que les effets de la maladie ; leur tuméfaction, ainsi que celle des parties environnantes sont causées, d'une part, par son engorgement sanguin provenant de la lenteur avec laquelle le sang circule, et de l'autre part, etc.

Mes observations anatomiques et autres ne m'ont pas rendu aussi savant que M. le Rédactenr ; elles n'ont pu m'apprendre que la mucosité qui tapisse le larynx, la trachée-artère, les bronches et leurs principales ramifications, put s'infiltrer dans la substance des poumons ; en effet il est impossible à la mucosité de s'infiltrer dans la substance des poumons déjà gorgés de sang dans tout leur tissu ; elle remplira seulement les conduits aériens ; la viscosité plus grande du mucus trachéal, sa conglutination, et sa tendance à former masse deviennent un obstacle assez puissant pour empêcher le mucus de s'infiltrer dans le tissu cellulaire. Je ne pousserai pas plus loin cette discussion, elle serait trop oiseuse dans cette circonstance ; et j'en ai assez dit pour faire voir que M. *Tourlet* cherche jusqu'aux moindres occasions pour vanter son collègue.

Je ne peux cependant pas quitter cet objet, sans parler des trois médecins qui ont fait l'examen cadavérique de Mlle Bailly ; l'intime liaison qui paraît exister entre ces derniers et MM. *Chaussier* et *Tourlet*, porterait un homme moins croyant que moi, à penser que l'observation donnée a été amplifiée ; mais la confiance que je dois avoir dans cinq personnes dont l'une est un savant professeur des écoles, l'autre le fameux rédacteur du Journal de Médecine (1), le troisième l'heureux traducteur de la pyretologie de *Selle*, le quatrième, le modeste rédacteur de l'observation insérée dans le Moniteur ; le cinquième, un illustre inconnu dans les fastes de l'art, m'empêchent de penser qu'elles se soient réunies, pour donner à propos une observation que de fortes raisons auraient pu, dans une autre circonstance, me faire regarder comme un peu arrangée à l'effet de la rendre d'une plus grande utilité.

M. *Tourlet* ne nous dit pas quelle heureuse occasion lui a procuré l'observation cadavérique rapportée par lui dans le Moniteur ; on ne sait pas non plus quelle raison a voulu que ces MM. la gardassent si soigneusement dans leur portefeuille depuis le 15 nivôse an 13, moment où l'ouverture cadavérique fut faite. Je me garderai bien de chercher à pénétrer d'aussi grands secrets. M. *Tourlet* pourrait croire que je le ferais à *dessein*, je desire dorénavant ne pas mériter ce reproche.

---

(1) M. *Sédillot* ne me parait pas disposé à me pardonner de lui avoir reproché, dans une lettre methodistylosalée, l'apostasie dont il s'est rendu coupable, en changeant la qualité honorable de chirurgien en celle de docteur en médecine.

Quand on se rappelle que M. *Nauche* est le traducteur du rudiment de *Selle*, que c'est lui qui y a inséré la note de M. *Chaussier*; quand on se rappelle encore qu'il en a gardé le secret jusqu'à ce jour, on est fortement tenté de lui en faire un reproche sévère; ne pourrait-on pas demander aussi à ce praticien qui paraît avoir été le médecin ordinaire de l'enfant, pourquoi il n'a point fait connaître cette note à ses deux collègues, en leur proposant de faire la trachéotomie, pour sauver la vie à cette victime ?

On lui demanderait eucore quelles sont les raisons valables qui ont pu le forcer à cacher si soigneusement un dépôt, qu'on met tant d'importance à publier aujourd'hui ?

Serait-ce parce que la proscription de l'opération de la trachéotomie n'était pas encore levée?

Serait-ce parce que possesseur du secret et de la note du professeur *Chaussier*, M. *Nauche* attendait qu'il se trouvât un homme capable de combattre victorieusement l'opinion des auteurs qui avaient regardé cette opération comme impraticable, et ayant les suites les plus dangereuses?

S'attendait-il que ce même homme attaquât les assertions erronées de l'illustre *Bichat*; qu'il en fit voir tout le faux, et qu'enfin il démontrât

trât que la trachéotomie était tout-à-la-fois une opération simple, exempte de tout accident grave, et seule propre à écarter les dangers aux quels sont exposées les personnes attaquées d'une maladie aussi meurtrière que le Croup ?

Quoiqu'il en soit, M. *Nauche* ne pourra s'excuser d'avoir gardé si longtems le silence, qu'en avouant, qu'il n'avait pas plus que M. *Chaussier*, l'intime conviction que la trachéotomie était le seul procedé capable de guérir cette maladie.

M. *Nauche* ne pourra m'objecter que M. *Chaussier* ayant fait insérer dans la pyrétologie, la note qui parle de la trachéotomie, ce professeur connaissait tous les heureux effets qu'en retirerait celui qui la pratiquerait. Cette insertion prouve, à la vérité, que M. *Chaussier* se rappellait que plusieurs auteurs avaient recommandé dans leurs ouvrages la pratique de cette opération dans la maladie dont je m'occupe; mais il s'en faut bien que cette note soit une preuve que M. *Chaussier* connaissait toute la valeur de l'opération, puisqu'excepté ce qu'il en a dit alors, il n'a rien fait depuis pour faire croire qu'il regardait l'opération comme le premier moyen qu'on dût employer dans le Croup.

Le rédacteur du journal périodique de médecine a mieux aimé manquer à l'engagement qu'il a contracté envers ses souscripteurs de leur faire connaître tous les ouvrages nouveaux par un extrait, que de parler du mien.

Enfin je ne voyais plus d'espoir de faire revivre mon ouvrage, qu'en en parlant moi-même; heureusement j'espérais que le recueil des faits et observations relatifs au CROUP, promis par l'école de médecine, dans le programme pour le prix, m'en fournirait l'occasion; car, en réfléchissant sur les objets qui allaient servir à la confection de ce recueil, je n'eus pas de peine à me convaincre que l'extrait ne contiendrait rien qui pût jetter de nouvelles lumières sur le CROUP et devenir, comme l'école l'avance, un guide assuré pour les concurrens dans leurs travaux. Il y a long-tems que j'ai émis, de vive voix, cette opinion, et que je l'ai dit à tous ceux qui ont voulu l'entendre; et pour montrer les bases sur lesquelles je m'appuyais, il me suffisait de rappeller la source d'où seraient puisés les matériaux de production.

En partageant en trois époques, le tems pendant lequel ont paru tous les ouvrages qui ont traité du CROUP; j'ai prouvé, à mes auditeurs, que tous les ouvrages mis au jour avant le 11 mars 1783, moment où la société royale de médecine a proposé le CROUP pour sujet d'un prix, seraient d'une bien foible ressource pour les concurrens. En effet, cette société ne se serait pas tant occupée de cet objet, sur-tout de cette question : *par quel signe diagnostic distingue-t-on le* CROUP *des maladies analogues*, si elle n'eut pas trouvé une grande confusion dans les écrits de ceux qui en avaient parlé, et une grande diversité dans la narration des faits et observations(1).

J'ai de même pronostiqué que les mémoires envoyés pour le concours du prix proposé en 1783, et qui, inédits, sont encore conservés à l'école de médecine, ne seraient d'aucune ressource pour les concurrens; ces ouvrages n'ayant pas été jugés dignes du prix, que peuvent-ils contenir qui soit capable de devenir pour eux un guide assuré ?

---

(1) La cause de cette contradiction dans les opinions diverses qu'ont eues les praticiens, est due à la découverte d'une membrane accidentellement formée et renfermée dans un aussi petit espace que le conduit aérien. Cette membrane, en effet, a du grandement étonner; trouvée, sans qu'on s'y attendit, ne devait-elle pas fournir matière à bien des raisonnemens, et à bien des conjectures ? Ne devait-elle pas porter les gens de l'art à avoir des opinions tout-à-fait différentes, puisqu'ils ont du croire que c'était cette membrane qui causait tous les accidens de la suffocation. Alors, ne voyant qu'elle, dans tous les cas, n'était-il pas naturel qu'ils confondissent les maladies analogues ? Les uns ont donc du prendre le catarre tonsillaire, le guttural pour un CROUP, quand ils se trouvaient accompagnés de symptômes suffocatifs; les autres, l'asthme humide, comme l'a fait *Millar*, d'autres, enfin, la toux de la dentition des enfans, etc.

Auraient-ils de quoi faire atteindre le but du gouvernement, qui mécontent de tout ce qui a été dit sur cette cruelle maladie, demande, tout-à-la-fois, un moyen curatif propre à la guérir, et une doctrine claire, précise et fondée sur l'expérience.

J'ai pu aussi prononcer, avec quelque assurance, que ces ouvrages qui ont été publiés depuis, ne contiendraient pas une somme de faits, d'observations, et d'expériences plus positifs que ceux dont je viens de parler. On y trouvera bien quelques traits lumineux qui sont cependant noyés dans une grande quantité de faits, n'ayant aucun rapport avec le CROUP essentiel ; celui-ci a, en effet, son caractère particulier, ses signes propres; mais ils ne sont exposés nulle part d'une manière assez évidente, et assez rapprochée. En un mot, je ne trouve aucun ouvrage capable de fixer l'attention du gouvernement; cependant plusieurs caractérisent assez bien la maladie, mais les moyens cu-

---

De ces diverses opinions, il est arrivé que chaque praticien prenant part à la nouvelle découverte, et voulant faire connaître son zèle, a donné la description d'une maladie avec suffocation, produite, suivant lui, par une fausse membrane. De la réunion de toutes ces observations, il en est résulté une différence bien grande dans les opinions; de là l'impossibilité de trouver, dans cette collection d'observations mal faites, le moyen d'asseoir un jugement certain sur la vraie nature du CROUP essentiel.

ratifs qu'ils proposent, ne sont nullement propres à la combattre.

M'étant formé un tableau aussi désavantageux du travail que l'école nous avait promis, je n'ai pas été peu étonné d'apprendre qu'elle avait nommée une commission composée de MM. *Corvisart*, *Hallé*, *Pinel*, *Leroy*, *Beaudeloque*, *le Roux* et *Chaussier*; que ces Messieurs avaient accepté ce travail, que j'aurais estimé inutile, si on m'eût consulté. Mon étonnement a cessé, lorsque j'ai su que, pour accélérer les recherches, ces Messieurs par une prévoyante sagesse, s'étaient adjoints MM. *Moreau*, *Laennec*, *Schwilguè*, *Pariset*, *Friedlander*, que pour présider à ce travail, et lui donner plus de prix, ils avaient mis à la tête de cette association M. *Chaussier*, le seul professeur et auteur, qui, de son aveu, se soit spécialement occupé de ce genre de recherches; on sait que dans ce travail, il s'est acquis une si grande habitude à faire des CROUPS, que tous les élèves en médecine, d'une voix unanime, lui ont donné le surnom de *Croupalisantrope*. Au surplus, tout l'étalage de M. *Chaussier* se réduit cependant à peu de chose, car, de tout tems, on a su que les acides et la chaleur concrétaient l'albumine. M. *Chaussier* doit aussi bien se persuader que le prix ne sera pas adjugé à celui qui n'aura pas d'autre mérite que de savoir faire des CROUPS à volonté; mais qu'il sera décerné à celui qui donnera le meilleur moyen curatif.

On m'a encore appris que ces quatre jeunes docteurs adjoints à la commission, qui, l'année dernière, n'étaient pas sur la liste départementale, devaient faire les extraits, qui seraient ensuite vérifiés par *Schwilgué*, et disposés dans un ordre conforme au programme publié par ordre du Ministre de l'Intérieur.

De cet arrangement sagement médité, j'ai pensé que nous ne retirerions, de l'esprit craintif de *Schwilgué*, qu'un fatras d'idées insignifiantes, de minuties, de vétilles, et que ces quatre jeunes docteurs ne feraient que diviser et subdiviser, à l'infini, les phénoménes et les symptomes d'une maladie, qu'ils n'ont pas encore eu le tems de bien connaître.

L'ouvrage que la commission avait tant promis, et que le public avait tant desiré parut, enfin, dans le mois de juin dernier. Aussi impatient que curieux de voir si mon expérience m'avait bien servi, et si j'avais deviné les moyens qu'ils emploieraient pour entasser pages sur pages, je me suis adressé au Ministre de l'Intérieur, à qui j'avais eu l'honneur de remettre mon traité du CROUP, relativement au concours; Son Excellence a eu la bonté de me faire parvenir aussitôt un exemplaire du Recueil fait par l'école de médecine; je l'ai lu avec le plus grand empressement ; non seulement j'y ai vu l'accomplissement de tout ce que j'avais prédit, mais encore, suivant mon attente, j'ai rencontré, par-tout, tant de diversité dans les opinions, tant de faits contradictoires, qu'il m'a été impossible, pour cette fois, d'en achever la lecture ; il m'a fallu m'y remettre à plusieurs reprises. Enfin, j'ai trouvé que chaque page était un tissu d'incertitudes. Entre un grand nombre de preuves que je pourrais rapporter, je me contenterai d'en citer une, elle sera d'autant plus forte, que le mémoire de M. *Des Essarts* va me la fournir.

Cet ancien médecin reconnaît la plénitude du conduit pour cause efficiente du CROUP, et regarde la déplétion comme le seul moyen de sauver la vie ; il ne donne aucun fait pour prouver cette assertion.

Suivant ce praticien, la toux est le symptôme éminemment caractéristique du CROUP ; voici comme il s'explique : « En observant attentivement l'espèce de toux, le balottement d'une matière épaisse dans la gorge, le degré de gêne qu'elle opère dans la respiration, on la voit, pour ainsi dire, se former, s'accroître, s'épaissir, et s'étendre ». Il n'est pas possible d'exposer mieux la maladie. La nature de cette toux doit, cependant, beaucoup varier dans le CROUP. Cette variété dépend de la manière dont s'opère la plénitude, et du lieu du conduit où elle a son siège.

M. *Des Essarts* se sert du vomitif comme d'un spécifique assuré; en ses mains on le voit opérer la déplétion du conduit que MM. *Beauchêne*, *Double*, *Réchou*, et tant d'autres, n'ont cependant pu obtenir, quoiqu'ils l'eussent employé à plusieurs reprises, et en différens tems de la maladie. Malgré toute la confiance que l'on doit avoir en la pratique consommée de M. *Des Essarts*, on ne peut s'empêcher de lui faire observer qu'il renverse l'ordre des choses, quand il donne au vomitif, qui n'a qu'une action bien indirecte sur la voie aérienne, une vertu que la toux elle-même n'a pas dans cette circonstance; elle est, cependant, le balai dont la nature se sert avantageusement, dans bien des cas, pour déblayer les voies aériennes.

On a demandé à M. *DesEssarts* de confirmer, par des exemples, et sa doctrine, et son traitement. Aussi a-t-il ajouté, à la deuxième édition de son mémoire, un supplément où sont insérées trois observations.

Les deux premières, dont une regarde le fils de M. *Cuvier*, membre de l'Institut, sont bien laconiques; ce n'est que par la nature de la toux qu'il reconnaît la maladie, et qu'il la caractérise.

Faute de plus grands détails, ne ponrrait-on pas croire que ces deux enfans avaient seulement la toux tenace de la dentition, et que la violence de cette toux a causé l'espèce de suffocation convulsive, qui a tant effrayé les parens. Dans ma pratique qui, comme celle de M. *Des Essarts*, date de près de cinquante ans à Paris, j'ai rencontré bien des occasions de voir ces sortes d'accidens, auxquels je remédiais souvent par les mêmes moyens en évacuant par haut et par bas; je me suis bien gardé de croire que j'eusse guéri des CROUPS.

Le fils de M. le général *Dupont*, âgé de 21 mois, fut le sujet de la troisième observation; il avait une toux violente qui me paraît avoir été causée par une dentition difficile et, sans doute, par la scarlatine, dont il était attaqué en même tems. La toux renforcée par ces deux maladies réunies, a du, par sa violence, et ses secousses précipitées, occasionner dans la respiration une gêne proportionnée, et se montrer avec des symptômes suffocatifs et convulsifs, bien faits pour effrayer les parens. Mais M. *Des Essarts* qui a cru voir le CROUP, dit : « Je n'ai point été présent au premier accès que l'enfant a éprouvé pendant la nuit, mais à ma visite, huit heures du matin, j'ai trouvé dans cette toux beaucoup diminuée ou plutôt dans ces efforts forcés qui sortent de la gorge, encore des caractères assez prononcés pour me faire connaître le CROUP ». Voyez, au supplément du mémoire, les détails de cette observation.

Il est bon de remarquer ici que les efforts forcés venant de la gorge, quoiqu'agissant violemment sur cette partie, n'en faisaient rien sortir, et que c'est le vomitif, qui ne peut avoir qu'une action très-faible et très-indirecte sur les voies aériennes, qui les a débarassé de deux morceaux, l'un plus gros, et l'autre plus petit qu'une fêve de haricot blanc, *phaseolus*, et d'une consistance telle à ne pouvoir être écrasés avec les doigts; et dans ce cas M. *Des Essarts* est si sûr du succès du vomitif, qu'il conseille une potion émétisée toujours prête à donner au moment qu'un nouvel accès de toux voudra reprendre. Chez l'enfant de M. *Dupont*, on a vu, par trois fois, le vomitif avoir un succès complet, en faisant rendre, chaque fois qu'il a été donné, beaucoup de pellicules plates, compactes et dures, de différentes grandeurs.

Ne peut-on pas douter si ces corps étrangers sont réellement sortis des voies aériennes? N'est-il pas plus naturel de croire qu'ils étaient renfermés dans l'estomach, et qu'ils en ont été chassés par l'action du vomitif qui agit immédiatement sur ce viscère? Qui ne sait pas qu'on donne avec succès l'ipécacuanha aux enfans attaqués de la toux de la dentition ? Qui ne sait pas encore que le même moyen s'emploie avec autant de succès dans la scarlatine ? On est plus puissamment conduit à en user ainsi, quand les deux maladies sont jointes ensemble, et que les enfans sont constipés.

Nous trouvons encore, dans le supplément au mémoire de M. *Des Essarts*, la preuve d'une grande incertitude à laquelle nous ne devions pas nous attendre. A l'article qui traite du diagnostic du Croup, page 30 et suivantes, ce praticien établit une différence bien grande entre les symptômes du Croup, et ceux appartenans à l'asthme. « Dans la toux du Croup, dit-il, le thorax n'est point soulevé et élargi vers les côtes, comme dans l'asthme, et toutes les fois que les vessicules pulmonaires sont gorgées de sang, ou d'une matière épaisse et même fluide ». Ici M. *Des Essarts* reconnait dans l'asthme une maladie des poumons. Après avoir encore rapporté d'autres signes qui distinguent le Croup de la coqueluche, ce médecin finit par dire ; « A ces traits le médecin n'hésitera pas de prononcer que cette espèce d'angine est celle que l'on désigne sous le nom de Croup ». Hé bien, dans ce supplément, il change d'avis, et dit : « J'avoue que, comparant les symtômes de cet asthme que l'on appelle humide avec ceux du Croup, j'y trouve tant d'analogie, que je suis tenté de ranger cette dernière maladie dans la classe de l'asthme, la nommant angine muqueuse; je n'en dirai pas davantage aujourd'hui».

Il nous faut donc attendre l'ouvrage promis pour connaître les moyens qu'emploiera M. *Des Essarts* pour rapprocher des symptômes qu'il a cru si bien différencier. Enfin, que l'on donne au CROUP tel nom que l'on voudra, si on ne perd pas de vue les symptômes qui le caractérisent, on ne confondra pas cette maladie avec toutes celles qui présentent quelque analogie, et que j'ai fait connaître en différens endroits de mon traité.

Suivant notre prédiction, il y a à craindre que chaque page du recueil donné par l'École de Médecine ne soit marquée du sceau de l'incertitude. *S'il ne peut être utile aux concurrens, du moins comme* le dit la commission, *il sera cependant nécessaire, pour que l'on puisse juger de ce que leurs travaux auront ajouté aux obsevations de ceux qui les auront précédés.* C'est formellement leur dire: Voilà le point où sont parvenues nos connaissances sur le CROUP, si vous n'avez rien de plus à nous apprendre, tous vos efforts ne pourront vous faire obtenir le prix.

Quoique mon traité termine le tableau chronologique du recueil, quoiqu'il soit mis au nombre des ouvrages qui n'en disent pas assez sur le CROUP essentiel, pour remplir ses vues du gouvernement, je ne crois pas, cependant, que l'avertissement des écoles de médecine le regarde ; car ce n'est point dire assez de mon traité, que d'annoncer simplement que je viens de me prononcer en fa. veur de la trachéotomie , *Sans donner d'autre preuve de son avantage , que celle que j'ai tirée du résultat heureux que j'ai obtenu en pratiquant la trachéotomie sur un enfant près d'être suffoqué par une féve de haricot qui s'était engagée dans la trachée-artère ;* ne pourrait on pas croire que cette dernière phrase ait été édigée par M. *Chaussier*, qui s'efforce de vouloir faire entendre que c'est lui qui m'a donné l'idée de la trachéotomie pour la cure du Croup. Néanmoins , quoiqu'il fasse , il ne m'ôtera jamais la gloire d'avoir débarassé la trachéotomie de tous les accidens, de tous les dangers, dont on la disait gratuitement susceptible ; comme il ne pourra pas éviter les reproches de n'avoir rien fait pour rendre à cette opération la salubrité que son insouciance lui avait laissé perdre.

Malgré toutes les grandes vérités contenues dans mon ouvrage, il n'est encore connu de personne, puisque, comme on voit, personne n'en a parlé; je suis donc forcé de le retirer de l'oubli dans lequel on a voulu le plonger. En examinant, de nouveau , toutes les questions des écoles suivant l'ordre conforme au programme , pourquoi ne ferions-nous pas voir que, non-seulement, nous avons beaucoup ajouté aux faits et aux observations cités dans le Recueil, mais encore que nous croyons répondre catégoriquement à toutes les questions du programme, de manière à prouver que notre traité du CROUP, est, et sera long-tems, le *nec plus ultrà* de cette importante matière.

Pour prouver, d'une manière irréfragable, ce que je viens d'avancer, je crois qu'il est nécessaire, avant de passer à l'examen du Recueil, d'exposer succinctement les bases qui m'ont servi à établir ma doctrine ; je ne me suis occupé que de la maladie à laquelle on a donné, depuis peu, le nom de CROUP essentiel. J'ai cherché à décrire avec exactitude les symptômes et les accidens que nous offre cette affection, afin d'établir une ligne de démarcation entre cette maladie et celle que les auteurs nomment symptomatique et consécutive. Ces maladies sont en grand nombre ; on y compte le catarre tonsillaire, le guttural, les différentes espèces d'asthme, l'humide, l'aigu, le chronique, le convulsif, l'angine séreuse, la trachéale inflammatoire de *Bœrhawe*, la gangreneuse, le catarre pulmonaire, la péripneumonie, la coqueluche, et l'espèce de similitude dans la suffocation qui survient quelqefois aux maladies éruptives, enfin l'aphonie, etc. Toutes ces maladiés ont leur caractère propre et distinctif; autant que je l'ai pu, je les ai fait connaître dans mon traité. Si le Recueil me fournit quelque chose d'utile à y ajouter, je n'en laisserai pas échapper l'occasion.

Le CROUP essentiel, dont je m'occupe depuis six ans, et qui fait aujourd'hui la sollicitude du gouvernement, à cause des meurtriers effets qu'il exerce sur ceux qui en sont attaqués, est la seule maladie dont j'aie voulu parler dans mon traité. Il ne présente aucun signe visible dans l'arrière-bouche, et les caractères qui le signalent, se bornent tous au conduit aérien. Si l'autopsie cadavérique a quelquefois fait voir que les poumons étaient endommagés, l'on n'en peut pas conclure que cet accident soit primitif; il n'est que secondaire. Le CROUP a donc ses signes pathognomoniques, dont les caractères sont si certains, qu'ils conduiront toujours le praticien qui voudra y prêter attention, à la connaissance positive de la maladie.

Cette maladie est la plus dangereuse de toutes celles qui donnent des symptômes suffocatifs; elle a existé de tout tems, et de tout tems on l'a redouté. Les anciens Romains qui ne connaissaient pas de moyens humains capables de la dompter, se créèrent une divinité qu'ils nommèrent *Dea Angenora*, Déesse de l'esquinancie, et qu'ils imploraient dans cet urgent besoin. Nos médecins modernes n'étant pas plus rassurés sur une maladie dont la terminaison est toujours uneste, et voyant tous leurs efforts infructueux, implorent encore aujourd'hui l'assistance de leurs collègues; ils excitent leur surveillance, en présentant des tableaux de ses meurtriers effets, dans l'intention de les engager à s'occuper spécialement de la recherche des moyens capables de la combattre avantageusement,

Je me vois forcé de réfuter ici une assertion des écoles, dont j'ai déjà parlé; elle dit, page 129 de son Recueil : « M. *Caron*, chirurgien vient de se déclarer en faveur de la trachéotomie, sans autre preuve que celle qu'il a tirée du résultat heureux qu'il a obtenu en la pratiquant sur un enfant près d'être suffoqué par une fêve de haricot qui s'était engagée dans la trachée-artère ».

Ce n'est pas le succès seul de l'opération qui m'a déterminé à proposer la trachéotomie; il m'a fallu, avant toutes choses, connaître les phénomènes et les symptômes qui se remarquent dans l'angine stranguleuse. Ce sont ces derniers que j'avais déjà eu l'occasion d'observer sur plusieurs enfans attaqués de cette maladie, et que j'ai comparés avec ceux qui se sont présentés chez l'enfant que j'ai opéré, qui ont fixé toute mon attention, et m'ont montré toute la similitude qui existait entre la maladie produite par les corps engagés dans la trachée-artère, et celle que les auteurs ont nommé angine stranguleuse. Je n'ai

donc

donc pas du hésiter à proposer le même mode de traitement pour la guérison de deux maladies dont les effets sont absolument les mêmes, quoique les causes soient différentes

Pour que je n'eusse pas retiré de cette opération tous les avantages que j'en ai obtenus, il aurait fallu que l'enfant mourut dans le moment de l'opération; encore l'abondance du mucus qui s'est présenté dans l'ouverture, à mesure que je l'aggrandissais, ainsi que l'inspection cadavérique, m'auraient-elles fait connaître la plénitude entière du conduit, et ce seul phénomène dont il n'est fait mention dans aucun ouvrage, aurait suffi pour me convaincre de toutes les vérités multipliées que j'ai répandues avec profusion dans mon traité.

Ces nouveaux traits de lumière m'avaient bien convaincu de la parfaite analogie qu'il y avait entre la maladie du Croup et celle des corps étrangers; mais j'ai facilement senti que pour lever toute difficulté, il me fallait trouver dans les auteurs un nombre de preuves qui fussent capables de donner à la doctrine que je me disposais à établir, toute la solidité due à son importance; aussi me suis-je sérieusement occupé à rechercher des autorités suffisantes pour lui acquérir la confiance qu'elle me semblait mériter. Mon esprit étant encore tout occupé des deux ouvrages de *Louis* que mon opération m'avait fait consulter, je n'ai point tardé à trouver ce que je cherchais, les vérités sur lesquelles j'avais glissé, autrefois, dans mes études. J'ai donc vu le tableau du CROUP, le mode certain de sa guèrison dans ce passage de *Fabrice d'Aquapendente* commenté par *Louis* «*immo verò etiam, si asperæ arteriæ repletionis aliquot signa adsint, nihilominus secarem, cum sectio sit tutissima.*» *Louis* pour confirmer davantage ce précepte, ajoute; ceci sans doute doit s'entendre de l'embarras de la trachée artère causé par la sécrétion surabondante de l'humeur muqueuse qu'on rejette par l'expectoration. Pour lors j'ai joint à ces grandes autorités, celles plus recentes de MM. *Bauchéne*, *Double*, *Rechou*, *Des Essarts*, auxquelles je crois nécessaire d'ajouter ici la précieuse observation cadavérique de M. *Chambon* qui ayant fait avec M. *Fourcroy* l'ouverture du cadavre d'un enfant mort du CROUP, rencontra une mucosité écumeuse, abondante, jusques dans les dernières divisions des bronches; tout le conduit en était entièrement obstrué; il n'y avait pas la moindre trace de couenne membraniforme. Entouré d'aussi puissantes autorités, j'ai pu, sans crainte, faire connaître ma nouvelle doctrine, et je me suis livré à ce travail avec toute la confiance qu'inspire la certitude de donner une doctrine, où l'on trouvera de quoi se rendre raison de tous les phénomènes tant indirects, que relatifs au Croup. Etonné de voir des corps étrangers rester dans les voies aériennes des années entières, sans causer d'accidens mortels, tandis que d'autres font périr de suffocation en peu de jours, j'ai voulu connaître aussi qu'elle pouvait être la cause de cette différence. *Louis* la faisait dépendre de leur séjour dans les ventricules du larynx ; des expériences m'ayant appris que ces ventricules ne pouvaient pas même recevoir les plus petits corps étrangers, et qu'en en admettant la possibilité, le plus léger mouvement suffisait pour les en faire sortir, j'ai soupçonné que cette variété pourrait être causée par la distribution des glandes muqueuses, qui ne serait pas la même dans toute l'étendue du conduit aérien. En effet, de nouvelles expériences cadavériques m'ont fait voir que la trachée-artère a un bien plus grand nombre de glandes que le larynx et les bronches ; j'ai vu aussi qu'elles étaient plus volumineuses, que leurs tuyaux excréteurs étaient plus gros, et que la plus légère compression de la membrane suffisait, pour en faire sortir le mucus avec abondance ; j'en ai conclu que, quand un corps étranger siégeait dans la trachée-artère, il devait se former en peu de tems un amas de mucus capable de remplir ce conduit.

Je ne peux pas entrer ici dans tous les détails qu'exigent des phénomènes aussi importans : on en trouvera l'explication dans mon traité, depuis la page 45 jusqu'à celle 72. Cette vérité, qui est applicable au CROUP, servira aussi à l'intelligence de ses phénomènes, puisqu'ils sont les mêmes.

J'ai voulu savoir aussi pourquoi les enfans, depuis le sevrage, jusqu'à l'âge de douze ans, étaient plus sujets au CROUP que pendant les autres tems de la vie, en en exceptant cependant les vieillards, qui reprennent aisément cette disposition. J'en ai trouvé la cause dans la manière de vêtir les enfans et dans ce que les sevreuses, les parens, les instituteurs même ne les observent pas assez dans les promenades et les jeux, et dans ce que leurs organes n'ont pas acquis le degré de perfection nécessaire pour expectorer le mucus, lorsqu'il s'amasse plus abondamment. Cette théorie est plus amplement développée à la page 181 et suivantes de mon traité.

Je me suis occupé à rechercher qu'elle était la nature de la couenne membraniforme, et si elle était la vraie cause efficiente de la suffocation. Son absence chez les enfans morts du CROUP, pronve qu'elle n'est qu'accidentelle ; alors on trouve une plénitude entière des voies aériennes, qui est causée par le mucus amassé. L'observation de M. *Chambon*, extraite du recueil, et dont je viens de parler, en est une nouvelle preuve. Je donnerai bientôt les raisons qui me font croire qu'elle a souvent dû sa formation à l'emploi des médicamens acides.

Il serait à souhaiter que l'on trouvât un signe qui fît sinon prévoir la maladie du Croup, du moins qui la fît connaître dès l'instant de son invasion. J'ai pensé qu'il pourrait se rencontrer dans l'espèce de douleur ou de gêne que les malades éprouvent dans la trachée-artère. Voici la raison qui m'a porté à embrasser cette opinion. Si l'air atmosphérique porte son action sur un point du conduit aérien, ce doit être là où le mal qu'il causera doit se faire sentir; il est donc naturel que l'on y porte la main; mais à quelle époque ressent-on cette douleur? Voilà le point embarrassant; il me semble que ce doit être au moment même de l'invasion. Comment s'assurer du fait, puisque la première époque se passe toujours, avant que l'on demande des conseils. Ce ne sera donc qu'en interrogeant le croupalisé, ainsi que les personnes qui l'entourent. J'ai employé ce moyen dans deux occasions qui se sont présentées. J'ai interrogé et je suis parvenu à m'assurer que les enfans, dès l'instant de l'invasion, s'étaient plaints de ressentir de la gêne, de la douleur au milieu de la partie antérieure du cou; j'ai eu soin de demander quelle était cette partie antérieure du conduit où ils portaient souvent la main; on m'a constamment montré le bas du larynx, la trachée-artère. J'ai rapporté ces circonstances bien motivées dans mon traité, en engageant les praticiens à y prêter attention, et à ne point laisser échapper l'occasion de s'assurer si on peut en faire un signe primitif et pathognomonique.

Convaincu que la réplétion du conduit faisait le CROUP essentiel, je me suis occupé du traitement le plus convenable pour en opérer la déplétion. Les saignées, les vomitifs, les purgatifs, les vésicatoires, les pédiluves, m'ont paru incapables de produire ce salutaire effet : je me suis entouré des plus grandes autorités pour démontrer l'insuffisance de ces médicamens, et la nécessité de les proscrire, comme très-nuisibles dans tous les cas du CROUP essentiel.

L'ammoniac est le seul remède que l'on puisse employer ; je crois même qu'on pourrait le regarder comme un préservatif, un spécifique assuré, si toutefois on peut parvenir à le répandre, sans crainte, et en suffisante quantité, dans la chambre du malade, pour le lui faire respirer On doit croire qu'en agissant immédiatement sur le mucus, il lui ôtera sa glutinosité, en lui donnant la fluidité convenable, pour qu'il soit rendu sans peine, par l'expectoration. Mais, comme caustique, son emploi demande de grandes précautions ; c'est pourquoi j'ai invité et j'invite encore aujourd'hui M. *Chaussier* à nous dire, si on peut hardiment s'en servir, et à quelle dôse on peut le répandre dans la chambre du malade, sans qu'il puisse nuire.

Si on s'apperçoit que son emploi ne réponde pas au but que l'on s'était proposé, il ne faut pas temporiser ; le retard serait nuisible, et il n'y a plus d'espoir que dans l'ouverture du conduit. *Bichat* proscrit la trachéotomie en exagérant ses dangers, dont il exempte la laryngotomie, à laquelle il donne la préférence dans tous les cas, même dans ceux des corps étrangers venant du dehors ; il a fait un parallèle de ces deux méthodes que j'ai discuté. Pour qu'on ne m'accuse pas du *dessein* de nuire, j'ai pris soin de citer ponctuellement le passage de ses ouvrages d'où j'ai tiré toutes les preuves nécessaires pour cette discussion. En me servant de ses descriptions anatomiques des artères et des veines qui se distribuent au cou, j'ai démontré que l'hémorragie veineuse qu'il redoute tant dans la trachéotomie, et dont il exempte la laryngotomie, est autant à craindre dans l'un que dans l'autre procédé. J'attaque ensuite avec avantage la laryngotomie ; j'en fais connaître les dangereux effets, et ce que j'en dis est plus que suffisant pour convaincre qu'elle est une très-per nicieuse opération, que l'on devrait rayer, biffer de tous les ouvrages chirurgicaux, en ce qu'elle s'accompagnera toujours d'accidens les plus graves. Il ne me restait donc plus que de mettre la trachéotomie dans son plus beau jour ; je n'ai rien négligé pour y parvenir ; après l'avoir lavée de toutes les inculpations dont *Bichat* l'avait accablée, j'ai fait deux classes des auteurs qui ont parlé de cette opération ; dans la première, je cite ceux qui conduits par l'ignorance de l'anatomie, de la chirurgie, par la crainte du blâme, par le trop d'importance donnée à cette opération, par la faiblesse dans le pronostic, et par le préjugé, sans donner, enfin, aucune raison valable, ont négligé d'en parler, ou disent ne point y avoir confiance. Ensuite j'ai opposé à ces faibles autorités les auteurs qui, sans l'avoir pratiquée, la vantent et la proposent dans l'angine suffocante comme un moyen salutaire, en rapportant les raisons solides sur lesquelles ils s'appuyent. Je signale, enfin, plusieurs auteurs praticiens, qui disent l'avoir faite avec succès dans le traitement de l'angine suffocante. Voilà les vraies raisons, les puissans motifs qui m'ont fait entreprendre mon traité du CROUP. Voilà les bases solides sur lesquelles j'ai appuyé ma doctrine. On trouve dans mon avant-propos un abrégé des réponses que j'ai faites aux questions proposées par le gouvernement. Je donne aussi un extrait de mon traité suffisamment détaillé en faveur des pères et mères desireux de connaître la cruelle maladie qui moissonne, en peu de tems, les enfans les mieux portans.

Maintenant examinons quel avantage on pourra retirer des faits et observations contenus dans le Recueil ; tâchons de prouver qu'il serait impossible d'y puiser de quoi composer une doctrine admissible sur le CROUP ; on verra, sans peine, que mon traité a beaucoup ajouté aux connaissances du Recueil.

DESCRIPTION DU CROUP.

Commencer par une description exacte et caractéristique de tous les tems de la maladie désignée par cette dénomination.

J'ai cru pleinement satisfaire à cette première question du gouvernement, en faisant connaître la cause efficiente du CROUP, et en donnant un tableau général de cette affection, où tous les phénomènes sont exactement rangés suivant les trois périodes que l'on peut lui assigner. Par ce moyen j'ai fait connaître le vrai caractère de la maladie. Je me suis appuyé de l'autorité de *Fabrice* d'*Aquapendente*, de *Louis*, *Bichat*, MM. *Beauchêne*, *Double*, *Réchou* et *Des Essarts*. Voyez page 9 et suivantes de l'avant-propos de mon traité.

Je n'aurais jamais imaginé que l'on eût pu charger cette première question de tant d'objets différens et distinguer: 1°. « Les caractères tirés de l'invasion, les heures de la journée où elle a lieu, ses phénomènes ».

2°. « Les caractères tirés des symptômes de la maladie. D'abord les symptômes locaux des voies aériennes ».

« Ensuite les symptômes de la respirationet des fonctions qui en dépendent ».

« Ceux qui affectent la circulation, ou en sont une conséquence, tels que l'état du pouls, la chaleur, la coloration, la fièvre, etc ».

« Ceux qui sont relatifs aux sécrétions et aux excrétions ».

« Les symptômes qui intéressent la digestion «.

« Ceux qui appartiennent aux symptômes de relation, aux sens et aux facultés intellectuelles, aux affections de l'ame ».

3°. « Nous terminons par un article sur les caractères tirés de la *marche et des progrès de la maladie*, de la progression de ses symptômes et de ses diverses périodes, et des récidives ».

Ces caractères me paraissent avoir été bien minutieusement divisés; ainsi séparés, leur description devient sèche et difficile, pour ne pas dire oiseuse et nuisible; il me paraît enfin impossible d'y trouver les élémens propres à assurer le diagnostic primitif de la maladie.

Époque de l'invasion.

Le premier caractère tiré de l'invasion, où l'on s'occupe de savoir les heures de la journée où le CROUP a lieu, me paraît sur-tout d'une grande singularité, et prouverait assez que les médecins associés à la commission ont craint que quelqu'influence céleste ne jouât un grand rôle dans cette maladie, en en devenant la cause déterminante. L'heure de l'invasion de cette affection étant, je pense, indéterminée, il ne peut y avoir aucun prestige à noter dans l'histoire du CROUP.

Phénomènes de l'invasion.

Le Recueil cite dans ce paragraphe dix à douze auteurs qui ne s'accordent pas dans leurs observations ; les uns ont vu l'invasion se faire subitement, d'autres l'ont vu précédée du corysa, du gonflement des amygdales ; d'autres, enfin, ont remarqué que l'invasion se montrait sous divers caractères ; ce qui prouve que chacun de ces praticiens a vu une maladie différente.

Symptomes locaux. Douleur de la trachée.

La plupart de ceux qui ont traité des symptômes locaux, ont eu des opinions différentes sur la douleur que les malades éprouvent dans la trachée artère. Les uns disent qu'elle est intense, ardente ; les autres qu'elle est obtuse, pungitive ; ceux-ci se méprenant, sans doute, sur la nature de la maladie, et rapportant à ce qu'ils appellent le CROUP, le caractère qui appartient à l'angine inflammatoire de *Bœrhawe*, assurent que, chez quelques malades, la douleur, d'abord légère, devient de plus en plus intense ; ceux-là ont remarqué qu'un chatouillement remplaçait la légère douleur qu'éprouvent certains malades affectés du CROUP ; enfin il en est qui n'en font aucune mention.

Des faits aussi vaguement rapportés sont, à mon avis, tout à fait insuffisans, pour instruire convenablement le praticien, qui n'aurait pas déjà des connaissances assez étendues sur le CROUP. Ils pourraient peut-être même l'induire en erreur et lui faire confondre deux maladies (1) tout à fait dissemblables, et dont les moyens curatifs sont bien éloignés d'être les mêmes.

Chaleur de la gorge et son gonflement.

L'histoire du CROUP dit trop peu de chose de la chaleur qu'éprouvent les malades, et du gonflement qui survient à ces parties, pour que je m'en occupe.

Mal-aise ou gêne dans la gorge.

La gêne que ressent le malade, le mal-aise qu'il éprouve, la propension qu'il a de porter la main au cou, ont été, dit le Recueil, observés par beaucoup de praticiens; mais ils ne disent pas positivement à quelle époque de la maladie ces signes se font remarquer. J'ai donné à la page 9 et 10 de l'avant-propos de mon traité, mis au jour il y a un an, les raisons qui me

(1) Le CROUP et l'angine inflammatoire.

font croire que c'est au moment même de l'invasion de la maladie.

C'est maintenant dans des observations nouvelles que suscitent déjà deux faits confirmatifs rapportés aux pages 289 et suivantes de mon traité, que l'on pourra trouver, dans la propension qu'a le malade de porter la main au cou, un signe primitif et pathognomonique du CROUP. Ayant signalé dans mon traité ce signe qu'on peut regarder comme très-essentiel et très-propre à faire connaître le CROUP, je m'étonne que le Recueil des écoles n'en ait fait aucune mention; il faut croire que M. *Chaussier* et les médecins associés à la commission, ne m'ont pas lu avec attention; il faut croire qu'ils n'ont pas saisi toute l'importance que de nouvelles observations pourront donner à un signe que j'ai tout lieu de croire primitif et capable à lui seul de faire connaître dès l'instant de son invasion, la maladie dont nous nous occupons, et de la faire distinguer de toute autre.

État de l'intérieur de la gorge.

Le CROUP essentiel n'admet point de lésion dans l'intérieur de la gorge; il me paraît que la commission est aussi de cet avis. Si *Van Bergen*, *Hôme* et *Wahlbon* ont remarqué du gonflement à la luette, aux amygdales, de la coloration au voile du palais, à la racine de la langue, ce ne peut qu'être un accident indépendant du CROUP. Car suivant les nouvelles idées qui sont reçues et confirmées par l'expérience, on ne doit trouver qu'un amas de mucus dans le conduit aérien et sans qu'il y ait dans la trachée-artère aucune apparence d'inflammation. On sait que, quand celle-ci a lieu, ce n'est pas du CROUP, dont le malade est affecté, mais bien de l'angine trachéale de *Bœrhawe*, où tout est à sec.

Gêne de la respiration.

La gène causée par la présence d'un corps étranger quelconque renfermé dans le conduit aérien, donne une respiration sonore. Ce qu'en disent les auteurs cités dans l'article du Recueil, prouve que les sons varient à l'infini chez les malades. Les uns donnent un son grave, les autres un son aigu. La voix et la parole ont aussi leur anomalie; l'art ne peut retirer aucun avantage de cette connaissance, qu'en mettant une ligne de démarcation dont il n'est fait mention nulle part. Je crois que pour la connaître il faut diviser cette gêne en permanente et en momentanée. La gène permanente est celle dont j'ai déjà fait mention, en parlant de la douleur, ou du malaise dans la gorge. Les deux observations dont je viens de parler, me font espérer que de nouvelles observations feront voir que la gène éprouvée par le malade, deviendra un signe certain.

Quant à la gène momentanée, elle n'est pas

un signe certain ; elle peut survenir dans toutes les maladies qui ont leur siège dans les poumons et dont le dégorgement ne peut s'opérer que par l'expectoration. Il arrivera donc que, si cette matière sortie des poumons, et qui forme une masse conglobée un peu volumineuse, séjourne quelque tems dans la trachée-artère, elle y produira une gène momentanée, d'où naîtront des sons relatifs au mode d'engorgement ; mais l'un et l'autre phénomènes cesseront dès l'instant que ce corps allant et venant vers les cordes vocales, y aura déterminé la toux nécessaire à son expulsion. J'en ai donné la preuve par une observation de maladie gastrique suffocante que j'ai citée à la page 203 de mon traité. Toutes les autres maladies analogues doivent produire le même effet, qui se fait même remarquer jusques chez les personnes attaquées de pulmonie ; j'en ai vu beaucoup qui avaient cette gène momentanée accompagnée du râle ; ces symptômes cessaient entièrement, lorsque la matière amassée était expectorée. Cette distinction est importante à connaître ; elle empêchera de confondre le Croup essentiel avec l'accidentel ; elle servira encore à convaincre de l'impossibilité de juger le Croup essentiel par la toux, puisque celle-ci peut se présenter dans tous ces cas, tantôt avec les caractères du Croup, tantôt avec des caractères bien différens.

Expectoration.

Ce paragraphe un peu trop long contient les observations d'une vingtaine d'auteurs, sur la manière dont se fait cette expectoration, et sur la nature de la matière à expectorer ; cet objet s'est montré bien différemment à chacun d'eux ; les uns n'ont point observé d'expectoration ; d'autres l'ont trouvée abondante ; d'autres, enfin, l'ont vue claire, limpide, puriforme, épaisse, filante, plus ou moins concrète, ressemblante quelquefois à une membrane. Il est évident que cette variété, dans les opinions des auteurs, a une cause dont cependant le Recueil ne parle pas. Comme je la crois importante, je vais la faire connaître. Elle se trouve dans les observations faites par des personnes peu versées dans la connaissance de la chirurgie, et qui ont rapporté au CROUP des symptômes et accidens qui appartiennent à d'autres maladies. En effet, la plupart de ces observations ont été faites dans les épidémies, qui, le plus souvent, offrent des maladies de différens caractères. On se convaincra aisément de cette vérité, en se rappellant que les vicissitudes de l'air atmosphérique sont le plus souvent cause de ces espèces d'épidémies ; or rien n'empêche que l'air n'attaque l'une ou l'autre partie du cou, qui sont susceptibles de son impression. Or si l'influence se porte plus spécialement sur les glandes tonsillaires, ou sur

les

les glandes du fond du gosier, elle donnera lieu à l'angine tonsillaire, la gutturale ; et si c'est dans le conduit aérien, nous aurons le Croup ; encore son action donnera-t-elle souvent lieu à la trachéale de *Bœrhawe*, si elle devient assez forte pour déterminer une inflammation subite. On peut en dire autant des autres maladies du poumon qui reconnaissent pour cause l'influence de l'air atmosphérique ; de plus on distinguera toujours la matière formant le Croup par sa glutinosité filante, puriforme et consistante, etc. Il faut donc, dans ces épidémies, distinguer, avec soin, ces maladies, afin de pouvoir employer des moyens curatifs convenables, puisque les maladies analogues ne demandent que les saignées, les vomitifs, les vésicatoires, etc.

Circulation.

D'après ce que disent les auteurs sur la circulation du sang dans la maladie du Croup, on ne peut en rien déduire de positif. Cette circulation doit varier suivant les époques du Croup ; elle présente aussi des différences qui, non-seulement ne lui sont pas propres, mais qui appartiennent encore à d'autres maladies, qui ont quelqu'analogie avec elle. M, *Des Essarts* observe avec raison, que dans ces affections de suffocation, cette circulation varie selon leur époque et leur marche ; il n'ajoute cependant aucune réflexion utile ; pour moi, je me suis contenté de dire que chez l'enfant que j'ai opéré, un peu tard à la vérité, j'avais observé un pouls faible, par-fois vibrant et serré, laissant dans les accès suffocatifs, des intervalles assez longs sans se faire sentir car j'ai employé tout le tems que j'ai passé auprès de l'enfant, à observer la marche et les phénomènes de son affection; je n'étais occupé qu'à en peser les circonstances, pour m'assurer si dans le peu de force, qui lui restait, j'en trouverais assez pour tenter la trachéotomie, sans crainte et avec quelque espoir de succès. J'avoue que j'étais trop effrayé de la gravité du mal, et trop animé du desir de sauver la vie à ce malheureux enfant, pour penser à employer mon tems à compter les pulsations du pouls, dont le nombre plus ou moins grand ne pouvait rien faire à la chose.

Chaleur générale.

La chaleur générale doit être relative aux angoisses plus ou moins grandes qu'éprouve le malade pendant les accès suffocatifs.

Hémorragie.

A moins que l'hémorragie ne soit déterminée par la violence de la toux, elle ne peut avoir lieu dans le CROUP essentiel; l'hémorragie ne peut donc être considérée que comme un accident de la maladie.

Etat de la face.

L'état de la face doit être différent dans le tems des paroxismes et dans les momens de rémission; aussi parmi le grand nombre d'observateurs cités, les uns disent avoir vu le visage plombé, bouffi, rouge, violet et livide, tandis que d'autes l'ont trouvé pâle. Chez mon malade le visage était bouffi, plombé, les yeux larmoyans et tournans dans leurs orbites; les prunelles étaient fort dilatées; les veines du cou et celles de la tête étaient gonflées, dans le même état enfin que, si on les eût injectées. Voyez mes observations, page 18 et suivantes de mon traité,

Fièvre.

Si l'augmentation des pulsations des artères peut être regardée dans cette maladie comme caractérisant la fièvre, il est sûr que celle-ci existe dans les accès de la première période, quand ils ne sont pas poussés à leur comble.

Sécrétion. Transpiration.

La sueur a lieu dans les accès suffocatifs, quand ils sont très-violens, et quand le malade est près de succomber, elle devient froide.

Urine.

Je n'ai aucune donnée positive sur la nature des urines; déposent-elles un sédiment? N'en déposent-elles pas? C'est une question tout-à-fait indécise. L'opposition que l'on remarque dans les observations des auteurs est trop grande, pour que l'inspection de cette sécrétion puisse servir au diagnostic du Group; il faut s'en tenir à la décision de *Schwilgué* qui, à l'aide de l'analyse chimique, a trouvé que le sédiment de l'urine avait la plus grande ressemblance avec celui de l'urine critique ordinaire.

Sécrétion muqueuse. Je joindrai aux observations faites sur la sécrétion muqueuse par *Bloom*, MM. *Bernard* et *Rechou*, celles que j'ai faites sur la maladie de l'enfant que j'ai opéré. Comme je l'ai annoncé dans mon traité du CROUP, il avait les yeux larmoyans. Ce symptôme est pour moi une nouvelle preuve de l'analogie qui existe entre le CROUP, et la maladie produite par les corps étrangers introduits dans la trachée-artère.

Œdémacie. Je n'ai point observé d'œdémacie aux pieds, ni aux mains de l'enfant que j'ai opéré. J'ai seulement remarqué qu'il avait les mains livides et plombées. Cependant on conçoit que s'il y a une grande gêne dans la circulation, les pieds et les mains peuvent être affectés d'un gonflement œdémateux.

Déglutition. Dans le CROUP essentiel, la déglutition ne peut être accompagnée de douleur, parce que le mal ne se passe pas dans les voies aériennes; mais si ce phénomène se rencontre avec des signes qui appartiennent au CROUP, cette réunion de symptômes demande toute l'attention de l'observateur; il faut qu'il examine attentivement le fond du gosier; cela devient nécessaire pour le diagnostic et le pronostic; c'est en usant de semblables précautions, que l'on évitera les incertitudes.

Vomissement. Malgré tant d'autorités citées dans ce paragraphe, telles que celles de *Michaelis* etc, Je ne peux me persuader que le vomissement, les vomiturions, aient une action plus forte sur les voies aériennes, pour faire sortir des mucosités, des fausses membranes, que les efforts excessifs de la toux. Pourquoi ne répéterions-nous pas ici que ces auteurs se sont trompés, en prenant une autre maladie pour le CROUP, et que ces matières rendues par le vomissement venaient de l'estomach.

Fonctions relatives.

Je joindrai à ce que *Calisen*, *Zobel*, M. *Beauchêne* ont remarqué relativement aux fonctions relatives, que les yeux de l'enfant que j'ai opéré tournaient dans leurs orbites, et que les prunelles étaient fort dilatées. En cela mon observation est conforme à celle de ces Messieurs. Quoique dans l'état le plus déplorable, il ne perdait ses facultés intellectuelles, que dans le moment des accès, pendant lesquels son corps se roidissait, et sa tête se renversait en arrière avec des mouvemens convulsifs plus marqués aux extrémités supérieures qu'aux inférieures. Tous ces phénomènes sont importans à connaître, à cause de l'analogie qui existe entre ces deux maladies; Messieurs les Associés ne daignent pas en faire mention. *Quid indè.*

Marche et progrès de la maladie.

La marche de ce paragraphe n'est point assez assurée; on ne trouve pas de quoi fixer, d'une manière stable, l'attention de l'observateur ; ici c'est l'épidémie de *Crémone* qui fait marcher le CROUP d'un pas égal ; là *Hélénius* et *Bloom* citent l'exemple d'enfans, qui après des rémissions de plusieurs jours, pendant lesquels ils allaient jouer avec d'autres enfans, sont morts subitement. Pourquoi l'association ne cite-t-elle pas un tel exemple qui, pris dans le sens que je lui donne, fait faire un pas à la science, en démontrant la parité parfaite qui se trouve entre ce phénomène et celui dépendant des corps étrangers. Le voici. *Muys* raconte qu'un enfant qui avait une fêve de haricot dans la trachée-artère éprouva sur-le-champ des angoisses suffocatives inexprimables ; il y eut des rémissions dans les accidens qui lui permirent d'aller jouer avec ses camarades ; enfin après plusieurs récidives, il mourut dans la troisième semaine.

Mon intention était de passer de suite à un autre paragraphe, mais je me trouve arrêté par une observation de *Salomon* que Messieurs les associés se plaisent à rapporter, pour prouver que le CROUP peut être lent et devenir mortel, au moment même que les phénomènes caractéristiques commencent à se manifester. Ces phénomènes ne sont point exposés dans l'observation qui, par là, devient insignifiante; en effet, on n'y voit rien qui ressemble au CROUP essentiel, objet de notre sollicitude. Mes lecteurs vont en juger par l'observation même.

« Un enfant de quatre ans, sujet aux convulsions, au corysa et à de la toux, qui étaient plus marqués au printems qu'en été, fut affecté d'une manière continue et plus fortement pendant la constitution humide de l'automne. L'expectoration était alors visqueuse et jaunâtre, lorqu'il fut pris de fièvre au premier novembre ; la nuit suivante fut agitée ; mais le lendemain et les jours suivans, le malade ne ressentit aucune incommodité, ni le moindre mouvement de fièvre ; il était gai dans la journée et même le soir ; l'appétit avait lieu comme à l'ordinaire ; mais le corysa continuait, et il sortait beaucoup de mucosités âcres par la bouche et par le nez. Cet état continua jusqu'au 10 novembre ; l'enfant alors se trouva moins bien, il était abattu, sans cependant avoir de fièvre, ni de peine à respirer, ni de lésion, soit dans la gorge, soit dans la voix. La nuit du 10 au 11 fut tranquille ; mais le lendemain matin le malade fut pris tout-à-coup d'*opisthotonos* ; la respiration devînt extrémement difficile ; la voix fort analogue au cris d'un poulet ; la face et le cou se gonflèrent, et devînrent livides ; le malade eut de la peine à ouvrir la bouche, cependant il avalait un peu de nourriture. ; il mourut à une heure après midi ». on ne parle pas d'autopsie cadavérique !

Périodes. Suivant la commission, les auteurs cités dans ce paragraphe pensent que la division du CROUP en périodes, ne peut être d'aucune utilité ; cependant il me semble que, par ce moyen, on expose avec bien plus de précision et de clarté les phénomènes d'une maladie encore inconnue, et que l'on en fait saisir plus aisément jusqu'aux moindres circonstances ; c'est cette raison qui m'a porté à me servir de ce moyen dans le tableau que j'ai fait du CROUP.

« *Schwilgué*, tout en regardant la sous-division du CROUP en plusieurs tems, comme importante, trouve cependant qu'elle est fondée sur des caractères trop infidèles pour pouvoir être utile dans la pratique ». Il ne montre pas dans la rédaction de ce paragraphe qu'il ait eû une idée bien juste du vrai caractère du CROUP essentiel ; car il cite des observations où l'on voit jusqu'à la plus parfaite évidence, que leurs auteurs ont décrit d'autres maladies que le CROUP. Voici une observation de *Wahlbon* contenue dans cet article du Recueil, qui prouve la vérité de mon assertion.

Cet auteur admet trois périodes : « Les caractères de la première sont une douleur obtuse à l'intérieur du cou, une légère difficulté d'avaler, la tuméfaction de la glande thyroïde, de la luette, du voile du palais, de l'une, ou des deux amygdales, de la base de la langue, et quelquefois la rougeur de l'intérieur de la gorge. Dans la deuxième période se remarquent la toux, le vomissement, la difficulté de respirer, le retour soudain et fréquent de la chaleur, une salivation abondante, la prostration, une douleur dans la poitrine et dans l'estomach. La troisième période est caractérisée par l'exaspération de tous ces symptômes; le malade rejette beaucoup de mucosité; le nez s'obstrue, le pouls devient inégal, tantôt lent, et tantôt vîte et souvent intermittent; il s'exhale une sueur froide et le malade périt suffoqué ». Quel est l'homme de l'art qui ne verra pas que tous ces symptômes ne sont point ceux du Croup, et qu'ils appartiennent absolument à l'angine gutturale.

Si on n'avait pas parlé de la division de la maladie du Croup en diverses périodes; je ne me serais peut-être pas appeçu que *Michaelis* devient une autorité, qui me servirait, si on voulait jetter quelque doute sur ma doctrine. Cet auteur reconnaît dans le Croup la présence d'un corps étranger dans les voies aériennes, il établit deux périodes, la première est celle qui s'écoule depuis l'invasion obscure de la maladie jusqu'à ce que la difficulté de respirer annonce la présence d'un corps étranger. M. *Vieusseux* regarde avec *Michaelis* comme première période du CROUP, celle qui précède la formation de la fausse membrane; et comme seconde, celle qui l'accompagne et la suit. C'est dommage que ces auteurs ne puissent pas nous instruire du moment fixe où se forme cette membrane; il est évident qu'ils n'ont pu parler de cette formation, sans penser en même-tems que c'était le mucus épaissi qui en faisait les frais; pourquoi n'auraient-ils pas reconnu l'amas du mucus comme cause efficiente des symptômes suffocatifs, caractérisant le CROUP, puisqu'ils ont du savoir comme nous, que chez des enfans morts suffoqués, on n'a pas toujours trouvé de membrane, mais seulement du mucus amassé en assez grande quantité, pour former réplétion et suffoquer?

Durée. Les remarques citées dans ce paragraphe ne disent rien qui soit propre à pouvoir préciser la durée du CROUP. Celles que j'ai faites à ce sujet, me donneraient peut-être les moyens de la préciser. Mais mes expériences ne sont pas encore assez multipliées, pour que je me hazarde à les faire connaître.

Terminaison. Quand on a lu le grand nombre de citations rapportées dans ce paragraphe sur les différens genres de terminaison attribués par les auteurs au CROUP essentiel, où l'on voit la mort survenir promptement aux uns, et le plus souvent à des époques tout-à-fait indéterminées, tandis qu'il y a des personnes chez lesquelles la maladie prend un caractère de chronicité, qui petit à petit les fait tomber en consomption et périr de la phthisie, à laquelle quelques auteurs donnent le nom de *laringée*, on est fort embarassé de trouver la cause de ces divers phénomènes; la difficulté vient, sans doute, de ce que toutes les observations citées ne sont pas assez détaillées pour pouvoir asseoir un jugement solide; d'ailleurs elles sont presque toutes tirées des épidémies; lorsque j'en parlerai, j'aurai occasion de faire voir que plusienrs des auteurs qui les ont recueillies, n'ont pas donné les descriptions du Croup essentiel, qu'ils ont rapportés des symptômes qui caractérisent d'autres espèces de maladies. On ne peut donc rien statuer de positif d'après les observations que nous possédons; ils nous en faut d'autres; mais il faut que l'observateur soit conduit par ce principe certain, qu'il y a une différence bien grande entre le Croup essentiel et les différentes espèces d'angine, et que ce n'est qu'en se pénétrant bien du caractère qui distingue ces affections, que l'on parviendra à éviter les incertitudes. J'ai relaté ces caractères dans différens endroits de mon traité; le Recueil me fournira encore l'occasion de revenir sur cet objet, puisque la question sur les différentes terminaisons du Croup, se trouve répétée dans l'article qui traite de la mortalité.

Récidive. Il est certain que le CROUP est très-susceptible de récidive, puisque les vicissitudes de l'air en sont la cause occasionnelle. Par exemple, si une personne qui a été atteinte de cette maladie, s'expose de nouveau aux pernicieuses variations de l'air atmosphérique, la partie qui en a déjà été affectée, sera plus susceptible que toute autre d'en recevoir l'impression, et au lieu d'un catarre guttural ou tonsillaire qu'un autre aurait, celui-ci sera de nouveau atteint du CROUP. Dans ce cas le seul moyen de l'éviter consiste à ne pas rester trop long-tems exposé aux injures de l'air, et à se vétir convenablement. C'est la précaution que doivent prendre les pères et mères et instituteurs envers les enfans dont ils prennent soin.

§ Ier.

ORIGINE ET FRÉQUENCE DU CROUP.

Dans les descriptions qui nous ont été transmises par les anciens, et par les auteurs antérieurs au siècle dernier, en est-il qui présentent les symptômes caractéristiques du CROUP?

Toutes les citations contenues dans ce chapitre, ne datent pas d'assez loin pour y trouver la solution de cette question sur l'origine du CROUP. En effet ce n'est qu'en consultant les histoires les plus anciennes qu'on peut y parvenir; j'en ai frayé la route, en avançant dans mon traité cette vérité tirée de l'histoire romaine.

Les anciens Romains effrayés de voir des personnes mourir en peu d'heures, en peu de tems, dans les angoisses affreuses de la suffocation causée par une maladie du cou qui ne se faisait voir au-dehors par aucun signe, ont regardé cette maladie comme un fléau tombé du ciel. Pour appaiser les Dieux qu'ils ont cru irrités, ils se créèrent une divinité, qu'ils nommèrent *Dea angenora*, Déesse de l'esquinancie, et qu'ils imploraient dans cet urgent besoin.

Cette maladie suffocante cause la même frayeur à nos médecins modernes, qui ne connaissent pas plus de moyens propres à la combattre que n'en avaient les anciens Romains; mais au lieu d'avoir, comme eux, recours aux divinités, ils se contentent d'implorer l'assistance de leurs collègues. Aujourd'hui ils font encore entendre leurs gémissemens par-tout. Quelle plus grande preuve puis-je en donner que de citer le programme? N'y voit-on pas que l'école de médecine invite spécialement les médecins français et étrangers à l'aider des lumières qu'ils auront acquises, pour parvenir à guérir cette meurtrière maladie. Ce que je viens de citer prouve donc déjà, qu'abstraction faite de la couenne membraniforme qui n'est qu'un accident, la maladie suffocative ancienne et la moderne sont la même : on y voit la plus grande ressemblance dans les phénomènes, même similitude dans la cause de la terreur que l'une et l'autre inspirent.

Pourquoi ne rapporte-t-on pas dans le Recueil ce succinct passage d'*Hippocrate*, où il peint si bien cette maladie suffocative, qu'il serait parfait, s'il avait pu y parler de la membrane qui est purement et simplement un accident de la maladie (1). *Ab angina homo suffocatur; oculi affecti sunt ac velut strangulatis prominent; facies et fauces incenduntur, imò etiam collum, intuentibus verò nihil mali habere videtur.*

L'amas du mucus liquide ou concret étant cité en différens endroits du Recueil comme la cause efficiente du Croup, puisqu'on y trouve des exemples d'enfans morts suffoqués par le seul amas de ce mucus, qui a totalement obstrué le conduit aérien. Pourquoi la commission ne parle-

---

(1) J'insiste à me répéter, parce que quand je rencontre des personnes qui parlent du Croup, je m'apperçois qu'ils ne connaissent cette maladie que sous l'idée d'une membrane qu'ils croîent être la cause des accidens suffocatifs qui tuent leurs enfans ; c'est une erreur dont il faut qu'ils s'en défassent.

t-elle pas de *Fabrice* d'*Aquapendente* dont la mort date de près de deux cents ans, 1691 ? Pourquoi ne rapporte-t-elle pas le passage de cet auteur : *imò vero etiam, si asperæ arteriæ replètionis aliquot signa adsint, secarem, cum sectio sit tutissima.* Pourquoi ne cite-t-elle pas *Louis*, qui, bien avant l'an 1768, l'avait sanctionné en ces termes formels : ceci sans doute, doit s'entendre de l'embarras de la trachée artére causé par la sécrétion surabondante de l'humeur muqueuse qu'on rejette par l'expectoration ? Sans doute, parce qu'il aurait fallu aller les puiser dans les fastes de la chirurgie, dont on paraît vouloir anéantir jusqu'au nom. Voilà cependant des vérités sur l'antiquité du CROUP que j'ai consignés dans mon ouvrage. Quelle plus puissante preuve pourra-t-on jamais demander sur cet important objet ? Ne doivent-elles pas suffire pour convaincre toutes personnes impartiales, que cette maladie a existée de tout tems ? J'en suis parfaitement convaincu ; et je pose en principe que, si nous avions la tradition des maladies qui ont attaqué les enfans de nos premiers péres, nous y trouverions indubitablement l'histoire du CROUP.

Existait-elle, l'angine membraneuse, aussi communément dans les pays du Nord, qu'à présent, avant le milieu du siècle dernier?

Mes recherches n'ayant pu me fournir assez de faits positifs, pour répondre exactement à cette question, j'allais la passer sous silence, lorsque j'ai réfléchi qu'en la reportant sur la France, j'y trouverais des raisons solides et importantes capables de prouver que le CROUP est plus fréquent à présent, qu'avant le milieu du siècle dernier. Selon moi la cause en est évidente, et je la fais dépendre des vicissitudes de l'air et de la manière de se vêtir en France, qui est bien différente de celle du Nord, ou à cause de la constance et de la longueur du froid, on est obligé d'être toujours vêtu chaudement. En France, sur-tout à Paris et dans ses environs, les révolutions de l'air sont telles, que souvent il fait froid le matin et le soir, tandis qu'à l'heure de midi, on éprouve une chaleur excessive. En France, on est encore esclave des modes, il faut des habits de toutes les saisons, et depuis long-tems nos femmes ont coutume de se vêtir légérement ainsi que leurs enfans que l'on rencontre par-tout, ayant la poitrine et les bras nuds. Cette variation de l'air et la manière de se vêtir m'ont donc déter-

miné

miné à réfléchir sur les maux qui pourraient en résulter. L'expérience m'a bientôt fait connaître que c'était à ces deux causes réunies que l'on devait attribuer la fréquence des pulmonies, ainsi que les différentes espèces de catarres, parmi lesquels le CROUP se trouve compris. J'ai donc vu la nécessité de faire connaître les dangers auxquels nos femmes et nos enfans sont exposés; et voici ce que j'en ai dit à la page XIV de l'avant-propos de mon traité.

Il ne m'appartient pas d'examiner si les ouvrages de *Jean-Jacques* ont influé sur la moralité des hommes; mais je crois qu'il a beaucoup contribué à ce qu'ils ne se vêtissent pas d'une manière convenable au maintien de leur santé; c'est encore à ce philosophe que nous devons le premier usage d'exposer nos enfans presque nuds à toutes les vicissitudes de l'air. C'est à-peu-près vers le milieu du siècle dernier que nous avons vu pour la première fois des pères et mères suivre ses maximes, en baignant leurs enfans dans l'eau même à la glace, en prétendant que c'était le moyen de leur rendre la force et la vigueur dont on dit qu'étaient doués nos premiers pères. Nos femmes suivent encore aujourd'hui le dangereux usage de s'habiller si légérement, qu'elles sont exposées à gagner les maladies les plus graves. Aussi, personne ne révoquera en doute que c'est à cette seule cause qu'est dû le grand nombre de pulmoniques que l'on remarque parmi elles, et que ce sont aussi les habillemens trop légers que portent les enfans, qui les exposent à gagner le Croup, ou à devenir pulmoniques. Donc, avant le milieu du siècle dernier, le Croup devait exister moins communément qu'à présent.

Est-elle plus commune dans les pays du Nord, qu'elle ne l'est parmi nous ?

Suivant cet article les pays du Nord ont fourni un plus grand nombre d'observations sur le Croup que nos contrées. Il semblerait donc certain que le Croup y est plus fréquent que parmi nous. Mais pour en avoir l'assurance positive, l'école de médecine aurait dû préalablement inviter par la voie des journaux, tous les gens de l'art habitans nos contrées, à lui communiquer, sur cette maladie, toutes les observations qui seraient parvenues à leur connaissance ; par ce moyen si facile, elle se serait, sans doute, procurée en peu de tems, un plus grand nombre d'exemples de cette maladie, que ceux que le Nord a pu fournir. J'en trouve la preuve dans tout ce que j'entends dire tous les jours dans le public, depuis que l'on sait que le gouvernement s'occupe du Croup. On m'a raconté, au moins ; une vingtaine de faits bien avérés qui constatent combien cette maladie fait de ravages, en France, sur les enfans.

Les épidémies ne sont pas moins nombreuses en France qu'en Allemagne ; car quoique l'article du Recueil cite jusqu'à cinq maladies épidémiques arrivées dans les contrées septentrionales, et seulement deux dans les nôtres, on ne tarde pas, pour peu que l'on réfléchisse, à devenir incertain si toutes les premières étaient CROUPALES. Celle de *Colmar* décrite par *Wahlbon* le ferait véhémentement soupçonner, puisque cet auteur donne des caractères au CROUP, qui appartiennent entièrement à l'angine gutturale (1). On ne nous cite que deux épidémies qui soient arrivées dans nos contrées; celle de Paris, tracée par *Baillou* et celle de *Crémone* décrite par *Chisi*. Je ne sais à quel dessein le Recueil a omis de faire mention de l'épidémie arrivée à Saint-Germain, en l'an 1766 et dont je parle dans mon traité d'une manière d'autant plus intéressante, que je signale l'histoire d'un enfant qui a rendu spontanément dans un violent accès de toux, un tuyau membraniforme qui semblait avoir été moulé dans la trachée-artère. Je me suis laissé dire qu'il parut une épidémie CROUPALE dans les environs

(1) Voyez ce que j'en ai dit page 39.

d'Étampes, il y a quelques années; ce qui me porte à croire que par la voie des journaux, on aurait encore pû trouver d'autres contrées de la France où ce fléau se serait montré. Aussi, toute compensation faite, pourrait-on trouver au moins l'égalité dans le nombre des observations; mais si on réfléchit à ce que j'ai dit dans la question précédente sur les causes de cette maladie, on se persuadera aisément que les vicissitudes des saisons dans nos contrées, ainsi que nos habitudes à suivre les modes, et à confier nos enfans à des jeunes filles qui, aux promenades ne leur donnant pas les soins convenables, doivent rendre cette maladie plus commune dans nos contrées que dans les pays du Nord.

Cette maladie est-elle devenue plus commune dans nos contrées, qu'elle ne l'était avant d'être mieux connue et mieux observée.

Je ne me suis point occupé à faire une liste des auteurs qui, depuis 1766, jusqu'en 1807 ont eu les occasions de voir des Croups. J'ai cru qu'il ne serait pas possible de répondre à la question en employant ce moyen. Aussi n'en ais-je fait aucune mention. Pour y parvenir, j'ai mieux aimé désigner la cause qui, en empêchant de connaître le Croup, devait le rendre plus rare, qu'il n'est maintenant ; et voici comme je l'ai expliqué dans l'avant-propos de mon traité.

Autrefois que l'ouverture des corps était regardée comme une profanation des dépouilles humaines, et que les recherches cadavériques ne pouvaient se faire que clandestinement, tout empêchait les praticiens de s'occuper à recueillir l'histoire d'une maladie dont les tristes résultats ne laissaient que des regrets à consigner ; au lieu d'en prendre la note en tous points infructueuse, les praticiens, dans la crainte de blesser leur réputation, dont tout homme doit être jaloux, évitaient même d'en parler. Mais aujourd'hui que l'autopsie cadavérique devenue plus familière, a fait découvrir une membrane dans le conduit aérien des enfans morts de suffocation, on a pensé qu'elle était la cause de cette effrayante maladie ; cette découverte a été annoncée dans les papiers publics ; elle a occupé les esprits, et éveillé l'attention des observateurs ; alors on a soumis à l'examen tous les enfans qui mourraient suffoqués. Chez les uns on a trouvé une couche membraniforme, ou pulpeuse ; chez les autres le conduit était rempli de mucosité écumeuse, puriforme : chacun s'est empressé de publier ses différens résultats, en y joignant son sentiment. Ce court exposé doit me suffire pour en tirer la conséquence que cette maladie paraît être plus commune aujourd'hui dans nos contrées. Voyez page 156 du traité.

§ II.

Quelle différence y a t-il entre cette affection et les catarres pulmonnaires, ainsi que les différentes espèces d'angines ?

Les caractères propres et différentiels de chaque maladie citée dans ce paragraphe, comme ayant quelque ressemblance avec la maladie CROUPALE, sont généralement assez bien distingués ; c'est dommage que quelques uns des auteurs cités s'en soient servi pour rapporter au CROUP les caractères qui appartiennent à l'angine gutturale. J'ai déjà eu occasion de citer *Wahlbön*.

Parmi les diverses maladies qui peuvent avoir quelque ressemblance avec le CROUP, je ne trouve pas dans le Recueil celle que l'on nomme gastrique ; je rapporte cependant dans mon traité trois observations qui méritaient, je crois, qu'on en fit mention. Car je cite des praticiens qui se sont trompés en publiant des guérisons de maladies gastriques, qu'ils croiaient être des CROUPS. Au sujet du caractère distinctif du CROUP d'avec celui qui appartient aux corps étrangers engagés dans les voies aériennes, je ne vois pas que *Schwil-*

gué qui donne deux exemples dont je me suis servi dans mon traité pour prouver que deux praticiens consommés se sont trompés, en prenant l'une pour l'autre, ait fourni ensuite des caractères différentiels assez prononcés pour en faire la distinction ; il termine par dire dans sa dissertation « les caractères propres du Croup mis en opposition avec ces derniers suffiront, sans doute, pour éviter l'erreur. » Pourquoi ne les a-t-il pas fait connaître ? Enfin. c'est gratuitement que le Recueil fait dire à *Schwilgué* « la bronchotomie donne issue à un corps étranger. » A peine s'il ose parler de cette opération dans sa dissertation. Suivant le Recueil il me semble qu'on veut le faire plus dire qu'il n'a jamais pensé.

M. *Portal*, médecin recommandable par ses talens et par une longue expérience, vient de mettre au jour un volume in-8°. de mémoires dont l'objet est de faire connaître la nature de diverses maladies, et de spécifier le traitement qu'il leur convient. Parmi ces mémoires que j'ai lu avec le plus grand intérêt, il en est un dont je me suis particulièrement occupé, c'est celui de l'aphonie, maladie à laquelle M. *Portal* a donné le nom d'*aphonie chronique, croupale*. Selon ce praticien la cause de l'aphonie réside dans une membrane factice formée dans l'intérieur du conduit aérien, et qui jette une sorte de voile sur l'organe vocal, et force les malades à parler à voix basse. C'est à la présence de cétte membrane, dit M. *Portal*, que j'ai du l'aphonie dont j'ai été affecté pendant trois ans. N'est-ce pas bien l'occasion de rapporter une des épigraphes du seul fabuliste latin, dont le tems a respecté les ouvrages, *experto crede Roberto*.

Je vais rapporter deux observations d'aphonie, qui me paraissent intéressantes ; mais je ferai remarquer auparavant que, si cette maladie est causée par la présence d'une membrane factice, cette dernière est vraiment d'une complaisance telle qu'on pourrait croire qu'elle tient du merveilleux.

Il y a à peu près quarante ans, je fus invité à dîner chez un de mes cliens que je venais de soigner pour une maladie grave ; il avait rassemblé chez lui une vingtaine de personnes ; je fus placé à côté d'une dame qui me parut avoir une constitution faible et délicate. Lorsque je lui adressais la parole, elle me répondait d'une voix si faible et si basse que j'avais beaucoup de peine à l'entendre. On parla de chanter, et je fus fort étonné que notre hôte engagea l'aphone ; elle ne se fit pas prier. Quelle fut ma surprise lorsque j'entendis sortir de ce chétif gosier des sons tout-à-la-fois agréables, forts, justes et soutenus. La voix de cette dame plut à tous ceux qui étaient présens, et ce fut à celui qui la complimenterait ; je ne fus pas le dernier ; mais j'ajoutai que je ne concevais pas la raison qui avait pu l'engager à me priver du plaisir de l'entendre parler à haute voix. Elle me répondit qu'il y avait quatre ans qu'elle parlait à voix basse : et voici à peu près comme elle me raconta son histoire. Je suis, comme vous le voyez, d'une constitution délicate, et j'eus dans mon enfance differentes maladies ; je fus tourmentée entre autres d'une toux sèche dont les accès étaient violens, et me fatiguaient beaucoup ; mes parens qui me chérissaient, ne se contentèrent pas des soins assidus que me donnait le médecin ordinaire ; ils en appellèrent plusieurs, afin qu'ils se consultassent sur les moyens à employer pour la guérison d'une maladie qui me tourmentait cruellement ; les uns la nommèrent nerveuse convulsive, les autres crurent que j'étais pulmonique. On m'administra différens remèdes, tantôt pour l'une de ces maladies, et tantôt pour l'autre. Enfin, je fus mariée à l'âge de vingt-un ans, et ce fut le lendemain de mes noces que je perdis la voix. Depuis ce tems, ma voix est constamment restée aussi faible que vous l'entendez, et je ne puis parler haut. Cette circonstance me fit faire la connaissance de cette dame, je lui prescrivis quelques médicamens qui ne produisirent aucun bon effet ; enfin elle resta aphone pendant dix ans consécutifs, au bout duquel tems sa voix revenait quelquefois pour quinze jours, et d'autres fois pour trois à quatre mois. Malgré cette amélioration dans la voix, cette personne mena une vie languissante, qui se termina dans la quarantième année de son âge par la phthisie pulmonaire.

J'ai chez moi depuis environ trente ans la sœur de cette dame; elle est aussi d'une constitution faible et délicate. Dès son jeune âge, elle était attaquée d'une toux convulsive, dont les accès étaient si violens, qu'ils effrayaient toutes les personnes qui cherchaient à la secourir. Elle eût un grand nombre d'accès d'aphonie qui duraient plus ou moins de tems; sa voix devenait si faible, que souvent elle était obligée d'employer des gestes pour se faire comprendre; cependant quand on l'engageait à chanter, elle déployait, comme sa sœur, une voix assez forte, quoi qu'un peu tremblante. Pendant les vingt premières années que je l'ai eue chez moi, elle a eu beaucoup d'accès d'aphonie, dont plusieurs ont duré trois, quatre et même cinq mois consécutifs; mais depuis trois à quatre ans, les accès sont et moins longs, et moins fréquens; enfin, elle est toujours valétudinaire; sa poitrine n'est cependant pas assez affectée pour me faire croire que la phthisie pulmonaire terminera ses jours.

Les symptômes qui lui sont particuliers tiennent-ils à une différence essentielle entre cette maladie et les autres?

J'ai déjà dit plusieurs fois dans cet ouvrage, que le CROUP ainsi que les autres maladies analogues, avaient leurs symptômes particuliers; en différens endroits de mon traité du CROUP, j'ai aussi cité des exemples, où ces symptômes se trouvent si bien caractérisés, que pour peu que l'on soit versé dans la connaissance des maladies, il sera facile d'assigner une place distinctive à chacune d'elles dans la nosographie médicale, et on se trompera rarement sur le diagnostic, et le pronostic. Je crois nécessaire de parler encore ici de la maladie gastrique, dont le Recueil ne fait nulle mention, parce que je l'ai vue accompagnée de symptômes suffocatifs qui approchaient si fort de ceux du CROUP, qu'au premier abord, ils m'auraient trompé, si, dans ma pratique, je n'avais pas eu des occasions de rencontrer cette même maladie accompagnée des symptômes qui lui sont propres. Je ne pouvais attribuer ces derniers au CROUP que je ne connaissais pas. J'ai parfaitement réussi à guérir cette affection gastrique, en prescrivant les évacuans.

Ce que disent, *Home*, *Crawfort* et *Michaelis*, et qui est rapporté dans ce paragraphe, me paraît n'avoir aucun rapport à la question présentée, puisque ces praticiens ne parlent que des phénomènes du CROUP; chacun d'eux en peint les caractères selon la manière dont il envisage cette affection ; toutes ces opinions me paraissent erronées, et sur-tout celle de *Michaelis*. Selon cet auteur, c'est la lymphe qui forme la cause matérielle du CROUP; elle pêche par une tendance plus grande à la coagulation, et c'est par une sorte de métastase qu'elle forme le sédiment de l'urine, la fausse membrane qui tapisse la trachée-artère, et celle qu'on remarque quelquefois sur d'autres parties comme la plèvre et la plaie du vésicatoire. Je ne rapporte ici cette opinion de *Michaelis* sur la similitude qu'il dit exister entre la couenne membraniforme des voies aériennes, et celle que l'on remarque sur les autres surfaces perspirables, telles que la plèvre, et la plaie du vésicatoire, que pour faire observer que c'est dans cet auteur où M. *Chaussier* a puisé l'idée de sa doctrine. Même similitude inflammatoire, même cause occasionnelle, la lymphe semblablement épaissie, et formant une couenne tant dans la trachée que sur les surfaces perspirables. On ne peut donc pas dire que cette idée soit à M. *Chaussier*; il n'en est pas l'inventeur; et pour avoir voulu s'approprier les idées d'autrui, il ne peut passer que pour un adroit compilateur. J'aurai occasion de revenir sur cet objet; je prouverai que c'est aussi à *Michaelis*, qu'il doit l'idée d'appliquer l'opération de la trachéotomie au traitement du CROUP, puisque cet auteur l'avait recommandé en 1778, dans une dissertation inaugurale, *de Angina polyposa, sive membranacea*, au moins vingt ans avant que M. *Chaussier* eut conçu l'idée de fourer sa note sur le CROUP, le seul ouvrage connu de lui, dans la pyrétologie de *Selle*; aussi M. *Chaussier* doit être convaincu que je n'avais pas besoin du secours de sa note, pour me donner l'idée d'appliquer la trachéotomie au traitement du CROUP, puisque je l'aurais aussi trouvée dans plus de vingt auteurs, qui ont précédé *Michaelis*.

Est-il des âges qui en soient exempts, et quelles sont spécialement les époques de la vie auxquelles elle est le plus communément attachée ?

J'avais déjà pris connaissance de la plupart des observations adaptées à cette question; leur résumé m'avait bien persuadé que le CROUP devait attaquer indistinctement tous les hommes, cependant avec des modifications relatives à l'âge; mais je n'ai point vu qu'aucun de leurs auteurs se soient occupés de nous dire;

1° Pourquoi les enfans avant le sevrage, sont-ils rarement attaqués du CROUP?

2° Pourquoi passé ce tems et jusqu'à l'âge de dix à douze ans, y sont-ils plus sujets?

3° Pourquoi les adultes en sont-ils rarement atteints?

4° Par quelle raison, enfin, les vieillards reprennent-ils cette disposition?

Ces questions m'ont paru d'une assez grande importance pour que je m'empressasse de m'en occuper, et je crois que mes méditations m'en ont fait trouver la solution; je les ai consignées dans mon traité, et l'on peut par elles, rendre raison de tous les phénomènes que chaque âge présente. Les détails, leur explication seraient trop longs pour être rapportés ici. Voici un extrait de ce que j'en ai dit à la page xvij de mon avant-propos.

Le catarre trachéal muqueux, nommé de nos jours CROUP essentiel, ayant pour cause occasionnelle et principale l'influence de l'atmosphère, doit attaquer indistinctement tous les âges; *Voyez.* p. 181 et suivantes de mon traité; cependant depuis le sevrage jusqu'à l'âge de dix a douze ans, les enfans en sont plus susceptibles. On remarque aujourd'hui qu'il les attaque plus fréquemment, et qu'il est pour eux une maladie commune; les adultes en sont rarement atteints; et les vieillards reprennent aisément cette disposition.

Cependant au sujet des enfans qui sont en bas âge, je crois que cette maladie leur est plus commune à *Paris* que par-tout ailleurs, sur-tout depuis que les mères les nourissent, où les font nourrir chez elles. Il est évident, et je le dis, à leur louange, que ce sont les soins qu'elles leur portent pendant tous le tems de l'allaitement, ou la grande surveillance qu'elles exercent sur les nourrices, qui les exemptent du CROUP. Mais une fois sevrés, leurs cris importuns font que souvent l'on cherche à s'en débarasser; pour lors on les livre, pour la plus grande partie du jour, à de jeunes filles trop dissipées et trop folâtres encore, pour être les conservatrices d'un dépôt aussi précieux. Pour leur faire, dit-on, respirer un bon air, un air pur, (c'est le grand mot) on charge ces mercenaires de les mener aux promenades; là elles s'en débarrassent; elles les asseient sur l'herbe, sans faire attention si elle est sèche ou humide; bientôt oubliés, ces enfans y passent un long tems, et y gagnent un froid d'autant plus redoutable, que ces tendres rejettons ne savent pas s'en plaindre.

§. III.

CAUSES OCCASIONELLES DÉTERMINANTES.

Est-il des circonstances connues appréciables qui concourent à répandre plus généralement le CROUP dans un pays, que dans un autre?

Les auteurs cités dans ce chapitre sont d'un avis entièrement opposé; les uns veulent que cette maladie soit plus fréquente dans les contrées septentrionales, que dans celles que nous habitons. Cette contradiction m'a paru si grande, que je n'ai pu me former les idées propres à résoudre la question; c'est pourquoi je renvoie à la réponse que j'ai faite à celle-ci. « *Cette maladie est-elle plus fréquente dans les pays du Nord, qu'elle ne l'est parmi nous?*

Je ne connais pas de meilleure réponse à faire, mais j'ajoute ici que l'expérience apprend qu'elle se montre dans tous les pays, qu'ils soient élevés, bas, secs ou humides, dans toutes les saisons, dans toutes les constitutions; cependant d'après la tradition il devient certain que l'hiver, l'automne, l'air froid et humide, sont plus favorables à son développement. Voyez page 162 et suivantes de mon traité.

Avec

Avec quelles maladies régnantes concourt-elle plus communément.

S'il y a des maladies régnantes avec lesquelles le CROUP puisse plus communément concourir, c'est avec le rhume, le catarre nasale, le tonsillaire et le guttural qui quelquefois prend le caractère gangreneux. Toutes ces maladies ont pour cause, l'intempérie, l'inconstance de l'air. Il serait possible de croire que cette cause pût chez le même malade, et dans le même tems, occasionner l'une et l'autre maladie; mais nous n'avons pas d'exemples assez bien caractérisés, pour confirmer cette assertion.; la complication rendrait le diagnostic très-embarassant; cependant il n'empêcherait pas le praticien de distinguer l'une et l'autre et d'en porter un pronostic certain fondé sur ce que chacune de ces affections a ses symptômes particuliers.

Dans les épidémies croupales dont l'école de médecine nous a donné l'histoire, les praticiens n'auraient-ils pas confondus les maladies analogues, qui cependant présentent des différences à saisir? N'auraient-ils pas donné le nom de CROUP à l'angine gutturale, la coqueluche? N'auraient-ils pas, par erreur, rapporté au CROUP les succès qu'ils ont obtenus dans l'angine inflammatoire de *Boerhawe*, dans l'asthme de *Millar*? ils ont du être d'autant plus portés à confondre ces diverses maladies, que leur cause est la même. La membrane muqueuse reconnue pour être par-tout à peu près semblable, ne devient-elle pas aussi le siége de ces différentes espèces de maladies? Pour lors la terminaison qui, a raison de l'organe affecté, ne sera pas la même, doit faire croire encore que les succès heureux obtenus dans ces épidémies ne provenaient pas du traitement du CROUP, mais bien d'une autre maladie. L'épidémie de *Colmar* observée par *Wahlbon* en est une preuve certaine, puisque cet auteur, comme je l'ai déjà dit, croyant faire la description de la maladie croupale, a exposé les caractères de l'angine gutturale.

Quant au CROUP que M. *Pinel* a eu fréquemment occasion d'observer au milieu de la variole confluente, et qu'il a traité en même-tems, comme l'a fait aussi *Reil* : voici les réflexions que cette complication m'a suggérées, et que j'ai émises à la page 205 et suivantes de mon traité. Je vais les rapporter telles que je les ai données dans mon avant propos, p. XX.

On sait que les maladies éruptives ont quelquefois pour symptômes consécutifs une difficulté de respirer accompagnée de suffocation et de râle, et que la mort en est presque toujours la terminaison. Ces symptômes peuvent-ils être regardés comme étant réellement ceux du CROUP ? il sera permis d'en douter, jusqu'à ce que les praticiens aient pu obtenir par l'observation des données suffisantes pour éclairer ce fait. Mais si on prend pour exemple la variole confluente, souvent au huitième jour, qui est à peu près celui de la suppuration, on voit survenir tout-à-coup un changement surprenant chez le malade; les aréoles enflammées s'affaissent et deviennent flasques: parce qu'il s'est fait une métastase sur les viscères, ou sur les parties extérieures, pour y produire des dépôts du plus mauvais caractère. Quand la poitrine devient la partie affectée, les poumons s'engorgent et ne tardent pas à se remplir de l'humeur variolique qui y reflue; il y a alors une grande difficulté de respirer accompagnée d'un râlement qui fait aisément connaître qu'il sort de la poitrine. Si le conduit aérien se trouve empli de l'humeur variolique, ce n'est que par suite de l'engorgement des poumons; cet effet, comme on voit, n'est que secondaire. Quand l'humeur se porte à la tête, bientôt la perte de connaissance, le transport s'emparent du malade qui ne tarde pas à périr; enfin j'ai vu cette métastase se faire sur les extrémités, et y produire des dépôts énormes suivis d'ulcères du plus mauvais caractère. J'ai eu souvent l'occasion dans ma pratique de voir arriver ces évènemens. Aussi me portent-ils à ne pas croire à la complication croupale dans les maladies éruptives.

Est-t-elle épidémique?

C'est un fait incontestable que dans plusieurs épidémies le CROUP s'est montré chez quelques malades; mais est-il bien certain que les observations données par les praticiens ayent toutes été réellement faites sur des personnes attaquées de cette maladie? N'auraient-ils pas confondu cette affection avec l'angine de *Bœrhawe*, le catarre guttural, etc.? Je suis d'autant plus porté à le croire qu'en 1766, j'ai eu l'occasion de voir à Saint-Germain-en-Laye une épidémie qui attaquait particulièrement les enfans. Comme le fait préjuger l'observation rapportée à la page 158 et suivantes de mon traité, un très-grand nombre avait sans doute le CROUP. Cependant il y en a qui ont été guéris avec tant de facilité, que vraisemblablement, ils étaient affectés de maladies qui n'avaient aucun rapport avec celle dont je m'occupe.

Les faits réunis de l'art médical et de l'art chirurgical, ne contenant pas sur le CROUP un assez grand nombre d'observations bien constatées et propres à lever l'incertitude que font naître, je crois, les questions que je viens de poser il est absolument essentiel que les praticiens mettent la plus grande attention à bien saisir les divers caractères des maladies variées, qu'offrent, en général, les épidémies.

Ce n'est qu'en connaissant exactement les signes propres à chaque affection pathologique, qu'en examinant avec le plus grand soin les nuances plus ou moins marquées qu'offrent même quelquefois les maladies de la même espèce, qu'on peut, et leur assigner la place qu'elles doivent occuper dans la nosographie, et leur appliquer le traitement convenable. Enfin, avec quelques précautions, on évitera l'erreur trop commune et souvent funeste de donner à une maladie, un nom qui appartient à une autre.

C'est une inadvertance, une faute dans laquelle est tombé *Wahlbon*, qui a donné le nom de Croup à une maladie dont l'observation décrit positivement les caractères qui appartiennent à l'angine gutturale.

Peut-on la regarder comme contagieuse?

Dans l'avant-propos de mon traité, j'ai donné les raisons qui empêchent de ranger l'angine stranguleuse dans le genre des maladies contagieuses. Pour être convaincu que le Croup ne peut être occasionné par la contagion, il suffit de se rappeler 1°. que cette maladie a pour cause occasionnelle les variations subites de l'athmosphère, 2°.

que sa cause efficiente dépend d'une sécrétion considérable de mucus surabondamment amassé dans les voies aériennes, mucus dont l'amas est quelquefois tel, que la suffocation et la mort arrivent en peu d'heures. 3°. Que le mucus amassé n'acquiert aucune odeur désagréable, et qu'il n'a aucune qualité délétère. 4°. Enfin qu'il ne produit aucune désorganisation sur les parois des canaux où il séjourne. V. pag. 162 de mon traité, ainsi que les pages 188 et suivantes.

Est-elle quelquefois consécutive d'une autre maladie, et spécialement d'une maladie éruptive?

Ayant parlé ailleurs des autres maladies, je ne m'occuperai dans ce paragraphe que des affections éruptives. Le Recueil cite des observations qui relatent, qu'à la suite d'une maladie éruptive, des enfans ont été attaqués du Croup, qui ne s'est cependant montré qu'après un tems plus ou moins long. Quelques auteurs admettent bien encore, comme autant d'affections qui précédent le Croup la scarlatine, la miliaire, la rougeole, la variole, en un mot toutes les maladies éruptives; mais ils ne disent pas comment ces maladies ont pu, par prédilection, porter leur influence sur la trachée-artère, dont les fonctions importantes n'ont pas paru, jusqu'à ce jour, avoir assez fixé l'attention des physiologistes. Ne serait-il pas possible d'attribuer le Croup consécutif à une autre cause? Ne pourrait-on pas la trouver dans la rigueur que l'on exerce envers ceux qui ont été atteints de maladies éruptives? En effet, dans l'espoir de détruire la contagion, de l'éviter, ou par la crainte de la propager, on s'empresse souvent d'éloigner de la société les malades qui en ont été atteints. Dans une telle circonstance, on ne se contente pas seulement d'ouvrir les portes et les fenêtres de leur appartement, et d'exposer à l'air tout ce qui a pu leur servir dans la maladie, on cherche encore pour les éviter, à les réléguer dans des endroits isolés, bien aérés, où on les oblige de rester le plus long-tems possible. Eh bien, que peut produire une pareille conduite? N'est-elle pas plus que suffisante pour faire gagner des rhumes, des catarres, enfin le Croup? Or, sans chercher une cause inexplicable, ne trouve t-on pas, dans ce que je viens de dire, une preuve convaincante que, si le Croup est quelquefois consécutif des maladies éruptives, cela ne dépend en aucune manière de leur influence contagieuse.

Y a-t-il quelque rapport entre la fréquence de cette maladie et les épidémies de rougéole, de scarlatine et de la coqueluche?

J'ai cru, et je crois encore que le but du gouvernement, en faisant cette question, était de savoir si le CROUP se montrait aussi fréquemment, que les épidémies de rougeole, etc. Voici la réponse que j'ai faite dans l'avant-propos de mon traité, pag. XXI.

Rien ne m'a encore fait connaître d'une manière positive, que le CROUP ait succédé à aucune des maladies désignées, pag. 206, de mon traité, et dont il vient d'être parlé. On ne voit pas non plus, qu'il ait suivi la même marche, et qu'il se soit montré aussi fréquemment. Depuis quarante ans, cette maladie ne s'est vue épidémiquement qu'à Saint-Germain-en-Laye ; et pendant ce laps de tems, combien n'avons nous pas vu de coqueluches, de rougeoles.

§. IV.

MORTALITÉ.

Quelle est la mortalité relative à cette maladie ?

Pour répondre à toutes les questions proposées dans ce chapitre du Recueil, il faudrait entrer dans de longs détails qui ne serviraient en rien aux progrès de la science. Je vais rapporter les réflexions que cette question m'a suscitées et que j'ai consignées dans l'avant-propos de mon traité, pag. XXI. Je crois qu'elles contiennent tout ce que l'on peut dire sur ce sujet.

Si, sans partialité, on veut asseoir un jugement solide sur la nature du CROUP, en se pénétrant bien des symptômes qui lui sont propres et le caractérisent ; si on veut se défaire de toute prévention, en lisant l'histoire des maladies qui, sans être des CROUPS, causent des symptômes suffocatifs, on verra combien il est difficile de répondre à cette question d'une manière consolante. Les auteurs disent bien que le nombre des victimes ne surpasse pas celui des guérisons obtenues. M. *Des Essarts*, ce praticien consommé, semble être de cet avis, mais il y met une restriction, en faisant entendre que la plupart des praticiens observateurs n'ont pas eu le courage, en publiant les histoires des maladies, de parler de celles dans lesquelles les malades ont succombé. La liste des faits heureux paraît beaucoup diminuer, quand on la parcourt avec attention ; on n'y voit guère de cures avérées de maladies suffocatives, que celles qui ont pour cause la maladie gastrique. Voy. p. 200 et suivantes, de mon traité. De tout ce qu'on vient de lire, il faut conclure que, parmi les enfans réellement croupalisés, un petit nombre a échappé à la mort. Tirons le rideau sur ces tristes événemens, et tâchons de ne l'ouvrir, que pour faire valoir l'unique moyen de les éviter dorénavant.

§ V.

ÉTAT DES ORGANES.

Quelle est la nature de la concrétion muqueuse qui donne naissance à la fausse membrane qu'on observe après la mort, et qui forme les tuyaux que l'on rend quelquefois pendant la vie ?

Ce serait occuper bien minutieusement son tems, que d'analyser la valeur des différentes propositions contenues dans ce chapitre, qui traite du siége, de l'étendue, de l'épaisseur, de la forme, de la couleur, de la consistance, de la ténacité, de l'adhérence, de la texture, de la composition chimique, et de la nature d'une couenne membraniforme qui n'est qu'un accident de la maladie, et qui, comme je le ferai voir, ne doit avoir dans la plupart des cas, pour cause de sa formation, que l'emploi des médicamens qui ne convenaient aucunement à la maladie. Pour ne point entrer dans des explications oiseuses, je passerai sous silence toutes celles qui me paraîtront inutiles, et je ne m'arrêterai qu'aux faits qui pourront faire connaître les additions que j'espère ajouter encore aux observations de ceux qui m'ont précédé ; je vais dire un mot sur le siége et l'étendue de la couenne.

C'est le mucus amassé sans altération, et tel qu'il doit être pour remplir ses fonctions, qui, en acquérant de la consistance, donne naissance à la fausse membrane ; celle-ci doit se rencontrer plus fréquemment dans la trachée-artère, que dans tout autre endroit du conduit aérien, parce que, d'après des expériences cadavériques que j'ai faites, et que j'ai rapportées à la page 47 et suivantes de mon traité : cette partie du conduit est douée d'un bien plus grand nombre de glandes muqueuses, qui conséquemment doivent fournir une quantité bien plus grande de mucus capable de suffoquer.

Le Recueil dit, que *Chisi*, *Salomon*, *Bard*, *Bayley* et *Michaelis* ont trouvé que la membrane avait une telle ténacité qu'il était difficile de la rompre, et même de la couper. A ce sujet, M. *Chaussier* chef de l'association, *le seul auteur* qui *dit s'être particulièrement occupé des recherches sur le* CROUP, veut nous faire avaler la pilule, quand il nous dit que plusieurs de ces médecins ont vu cette membrane conserver sa ténacité même après l'avoir fait macérer dans le vinaigre pendant plusieurs jours. Comment M. *Chaussier*, qui doit sa réputation de si bien faire des CROUPS au moyen des acides, a-t-il pu laisser passer cette erreur, sans la relever? Pouvait-il s'imaginer que nous croirions qu'un médicament qui fait des Croups, pût les détruire ; et que nous ne verrions pas que la ténacité de la membrane, au lieu de diminuer, augmenterait encore par l'acidité propre au vinaigre.

A part les causes naturelles qui déterminent cette concrétion dans le CROUP ; *l'art a-t-il des moyens de produire un effet semblable sur les animaux vivans ?*

Et quels sont les phénomènes qui se manifestent pendant les expériences qui y donnent lieu ?

Cette question qui paraît avoir été proposée dans la seule intention de procurer à M. *Chaussier*, l'occasion de dire qu'il est le seul auteur qui se soit occupé de ce genre de travail et de recherches, va aussi me procurer l'avantage de lui faire encore quelques nouvelles questions.

Pourquoi, M. *Chaussier*, qui, depuis plus d'un an, a pris toutes les précautions imaginables pour amplement répandre une note, jusqu'alors inconnue, et qu'il semblait même avoir oublié, n'a-t-il pas, en même tems, fait connaître les nombreuses expériences qu'il dit avoir faites sur des animaux vivans ?

Pourquoi ce professeur qui a jugé convenable de n'insérer sa note, que dans la pyrétologie de

Selle, et qui a indiqué que c'est dans cet ouvrage seul que l'on puisera le résultat de ses savantes recherches, et de ses nombreuses expériences, n'est-il pas entré dans des détails convenables, et capables d'instruire tout-à-la-fois le praticien, et de prouver toute la grande valeur de ses précieuses recherches ?

M. *Chaussier* n'ayant donné aucun détail des expériences qu'il a faites, je ne sais comment m'y prendre pour les répéter ; c'est pourquoi je vais me permettre de le supplier de ne me rien cacher sur les éclaircissemens qu'appellent toutes les questions que je vais bientôt encore lui faire.

Ces éclaircissemens me sont, je crois, bien nécessaires pour connaître l'analogie des phénomènes que M. *Chaussier* dit avoir observés pendant le tems qu'il a consumé, pour conduire à sa perfection son très-important travail. Je le prie donc de m'apprendre quels sont les moyens qu'il a employés et les précautions qu'il a prises, pour faire, ce qu'il appelle ses expériences.

A-t-il opéré des irritations continues sur toutes les membranes perspirables ?

Les croit-il toutes organisées comme la membrane muqueuse des voies aériennes ?

Quels sont les moyens qu'il a employés pour opérer les irritations continues ?

A-t-il fait beaucoup d'expériences sur la membrane muqueuse des voies aériennes d'animaux vivans ?

A-t-il introduit les corps irritans par l'ouverture naturelle des voies aériennes, ou les a-t-il introduits par une ouverture artificielle ?

Quelles sont les difficultés qu'il a rencontrées pendant le tems qu'il a mis à faire ses expériences ?

S'est-il assuré si cette irritation continue produisait une inflammation ?

Cette irritation a-t-elle causé une plus abondante sécrétion de mucus ?

Quels sont les phénomènes qui se sont présentés pendant le tems de la formation de la couenne membraniforme ?

A-t-elle contracté adhérence avec la membrane muqueuse, et à quel degré ?

En quel état s'est trouvée la membrane muqueuse lorsque la couenne membraniforme en a été détachée ?

Enfin, puisque M. *Chaussier* observe dans ce Recueil, *que la surface de la trachée est souvent parsemée de quelques points rougeâtres, plus ou moins rapprochés, que ses vaisseaux sont plus distendus et plus apparens, et les viscosités qu'ils forment plus saillantes et plus allongées, que dans l'état naturel* », nous regrettons qu'il ne nous ait pas fait connaître en même tems les moyens qu'il a employés pour découvrir ces phénomène, et les raisons qui l'ont conduit à en parler aussi pertinemment.

Est-ce par des autopsies cadavériques faites sur des enfans morts du Croup ?

Est-ce par des expériences faites sur les membranes perspirables d'animaux vivans ?

Dans le premier cas, son assertion ne pourrait être alléguée, qu'en supposant qu'il eût fait un grand nombre d'autopsies cadavériques; encore ce qu'il a avancé serait-il contesté par les observations d'un grand nombre d'auteurs, qui assurent avoir trouvé cette membrane presque dans son état naturel.

Si c'est sur les membranes perspirables que M. *Chaussier* a fait ses expériences, je ne puis m'empêcher d'établir cette question.

Peut-on trouver quelqu'analogie entre la membrane factice qui se forme dans les voies aériennes, et celle que l'art parvient à produire sur les autres surfaces perspirables ?

Je n'hésite pas à répondre par la négative. En effet, si l'on considère attentivement ce qui se passe dans la maladie du Croup, on ne tarde pas à saisir la différence qu'il y a dans la formation de ces diverses membranes. La couenne du Croup n'adhère pas à la membrane muqueuse; elle n'y est qu'appliquée, et presque toutes les autopsies cadavériques bien faites, font voir que la membrane muqueuse n'a rien perdu de son organisation, et que son intégrité se remarque même jusque sur l'espèce d'épiderme qui la recouvre. Au contraire, quand on veut obtenir cette espèce de concrétion sur d'autres surfaces perspirables, il faut y opérer une irritation plus ou moins forte, et plus ou moins prolongée, dont le résultat est au moins de désorganiser la superficie de la partie sur laquelle on l'exerce. Si, par exemple, c'est au moyen d'un vésicatoire que l'on veut obtenir cette concrétion, il faut qu'il soit assez irritant pour faire détacher l'épiderme, et attaquer plus ou moins la partie subjacente. Après un certain tems on trouve, à nu, une substance membraniforme, qui recouvre la surface de la plaie, mais qui diffère entièrement de celle du CROUP, 1°. elle est intimement unie et adhérente à la plaie, et quand on l'enlève de force, on voit suinter, de toute la surface de cette plaie, pour lors, à nu, une espèce d'humeur claire, qui n'a rien de la glutinosité, que l'on remarque au mucus trachéal, 2°. on trouve souvent, d'un pansement à l'autre, une nouvelle membrane régénérée, autant adhérente que la première.

On ne peut croire que toutes ces membranes soient le produit de l'humeur claire dont était enduite la surface de la plaie. Ce phénomène peut, je crois, s'expliquer par l'organisation même de

la

la peau. C'est au corps réticulaire, que l'on doit cette succession de membranes, qu'on trouve sur la surface de la partie ulcérée. Ce corps, en effet, dont on ne connaît pas bien la nature, se régénère aisément, et est composé de feuillets appliqués les uns sur les autres; il est percé d'un très-grand nombre de trous qui servent à loger les houppes nerveuses, et les vaisseaux perspirables. Si ce corps se trouve irrité par les pansemens du vésicatoire, quelques feuillets formant cette couenne, s'en détachent; ils ne sont pas plutôt enlevés, que par la même cause, il en paraît une autre, jusqu'à ce qu'enfin il ne s'en trouve plus; c'est alors que les villosités sont à découvert, et produisent ce développement de vaisseaux très-apparens, susceptibles d'être injectés.

Ce phénomène se trouve assez bien tracé, lorsqu'on examine une langue que l'on a soumise à l'ébulition; après en avoir enlevé l'épiderme, on trouve ce corps réticulaire que l'on peut enlever par feuillets, et à mesure qu'on les détache, on voit paraître les extrémités des vaisseaux; mais ils ne sont pas autant prolongés qu'ils auraient pu l'être, si l'expérience eût été faite sur des parties vivantes. Il résulte donc que la membrane trouvée sur les parties irritées, n'est point due à la concrétion du fluide perspiré, et que c'est entièrement par la destruction du corps réticulaire qu'elle est produite. Dans le CROUP au contraire, la destruction de la membrane qui tapisse la trachée-artère n'a lieu dans aucune de ses parties constituantes, et la fausse membrane ne doit sa formation qu'au mucus.

Dans quel état se trouve sous cette concrétion la membrane muqueuse, propre de la trachée-artère et des bronches ?

Les avis des observateurs cités dans ce paragraphe sont très-partagés ; les uns ont trouvé la membrane muqueuse comme dans l'état de santé ; les autres l'ont vû rouge et enflammée ; d'autres enfin, ont remarqué de la gangrène dans le conduit des personnes mortes de l'angine striduleuse. Mais les faits sont si opposés qu'il est difficile d'en tirer de justes conséquences. Je me bornerai donc à parler de M. *Chaussier.*

Ce professeur observe que la surface de la trachée est souvent parsemée de quelques points rougeâtres plus ou moins rapprochés ; que les vaisseaux sont plus distendus et plus apparens ; que les viscosités qu'ils forment, sont plus saillantes et plus allongées que dans l'état naturel ; mais M. *Chaussier* ne cite point d'autopsie cadavérique : il est le seul de cet avis et parfaitement en contradiction avec un très-grand nombre d'observateurs qui disent avoir trouvé dans son état naturel l'intérieur de la trachée-artère. C'est l'analogie que M. *Chaussier* croit toujours exister entre les phénomènes du CROUP et ceux du vésicatoire, qui a dicté l'article du Recueil de l'école de médecine.

M. *Chaussier* termine par dire expressément, que la membrane qui tapisse le larynx et la trachée-artère est un peu tuméfiée ; je crois que personne ne lui disputera cette assertion. Ce phénoméne est une suite nécessaire de la maladie, puisque la cause occasionnelle du CROUP détermine une sécrétion surabondante de mucus, phénomène qui ne peut avoir lieu sans une plus ou moins grande tuméfaction de la membrane.

Je termine enfin, quant à ce qui regarde M. *Chaussier* par dire que tous les moyens dont il se sert pour appuyer sa doctrine ne sont en aucune manière conformes aux vrais principes qui m'ont servi à établir celle que j'ai proposée. Cette dernière est appuyée de l'autorité d'un très-grand nombre d'auteurs tant anciens que modernes. En cela j'ai beaucoup ajouté aux faits et observations de tous ceux qui m'ont précédés.

Jusqu'où s'étend dans les voies aériennes l'altération propre à cette maladie?

Comme je l'ai dit amplement dans l'avant-propos de mon traité, et dans le corps même de l'ouvrage, où je l'ai surabondamment démontré, l'altération ne s'étend pas au-delà des voies aériennes; C'est toujours dans la trachée-artère que se dévoloppent les principaux caractères de cette maladie. Par l'autopsie cadavérique on trouve tous les conduits aériens pleins de mucus d'une consistance plus ou moins grande. V. pag. IX, de l'avant-propos.

Peut-on distinguer l'altération qui le constitue (le CROUP) de celles qui sont dans les poumons, l'effet de la maladie, ou la conséquence de la mort?

Je répéterai encore ici ce que j'ai dit dans mon avant-propos; les poumons ne participent en aucune manière à la formation du CROUP; son foyer se trouve le plus communément dans la trachée-artère. A la mort on ne remarque dans les poumons que les effets de la maladie qui consistent dans la tuméfaction de cet organe et dans celle des parties environnantes; elle est due d'une part à l'engorgement sanguin provenant de la lenteur avec laquelle le sang circule dans les poumons; de l'autre à l'air renfermé dans les vésicules pulmonaires qui, se dilatant par la chaleur du lieu, doit y causer ce genre de tuméfaction, qui forme un emphysème plus ou moins considérable; mais semblable à celui que *Louis* a rencontré chez l'enfant qui fait le sujet du mémoire qu'il a donné sur les accidens occasionnés par la présence des corps étrangers engagés dans la trachée-artère. V. pag. 96 et suivantes de mon traité.

§. VI.

TRAITEMENT.

Quel traitement est le plus convenable dans cette maladie?

Quoique j'aie évidemment démontré, depuis la pag. 214 de mon traité, jusqu'à celle 248, l'insuffisance des moyens tant medicaux que chirurgicaux employés de tems immémorial dans le traitement du CROUP, moyens encore les seuls dont on se serve aujourd'hui, tels que saignées, sangsues, scarifications, vomitifs, purgatifs, lavemens agaçans la gorge, sternutatoires, vésicatoires, linimens, sels mercuriels, etc.; je pense cependant qu'il convient de jetter encore, sur ces différens moyens, un regard rapide, mais nécessaire pour y joindre quelques additions, si l'examen que je vais faire, m'en fournit l'occasion.

La saignée générale ou locale.

La saignée générale, ou locale.

Puisque le CROUP est maintenant reconnu pour être une maladie dans laquelle le mucus considéré comme corps étranger obstrue les voies aériennes, on ne peut se refuser de convenir que l'emploi des saignées tant générales que locales, est un moyen tout-à-fait insuffisant pour opérer la sortie des corps qui se sont amassés dans la trachée-artère. Je rapporte dans mon traité des exemples de personnes que de larges saignées faites coup-sur-coup, n'ont pas empêché de mourir suffoquées par cette espèce d'angine qui ne montre aucune apparence de mal à l'extérieur. Je m'appuye de l'autorité de *Rodrigues à Fonséca*, de *Brassavole*, de *Fernel*, de *Louis Duret*, *Méad* et même de *Brown*; celui-ci dit que la saignée ne convient pas aux enfans, parce qu'ils ont la diathèse asthétique qui les rend sujets à la faiblesse, soit directe ou indirecte; ce qui lui fait affirmer que la méthode antiphlogistique tue les trois-quarts des enfans. L'opinion d'auteurs aussi recommandables m'autorise à demander quel avantage procurera la saignée aux enfans croupalisés. Donnera-t-elle aux voies aériennes le développement, la perfection de l'organe qui ne peut avoir lieu qu'à l'âge de puberté? Rendra-t-elle l'ouverture de la glotte plus grande? Diminuera-t-elle la sensibilité de cet organe? J'ai répondu à toutes ces questions dans mon traité. Je dois ajouter ici un fait qui infirme l'opinion que les saignées diminuent la sensibilité de quelques organes; il est tiré de ce qui se passe quelquefois chez la femme morte d'hémorragie dans le commencement des douleurs de l'enfantement; la matrice conserve sa force contractile et opère la sortie de l'enfant plusieurs heures après la mort.

Les scarifications sont des incisions plus ou moins grandes, plus ou moins profondes et multipliées, que l'on fait à la peau dans l'intention de tirer du sang, ou d'opérer un dégorgement quelconque. Quand on a la hardiesse de conseiller ou de faire ces scarifications dans le cas du CROUP, à différentes parties du cou, peut-on hésiter à faire la trachéotomie ? En effet, si une seule incision méthodiquement faite à la peau a fait proscrire cette opération par la crainte d'une hémorragie cutanée, combien ne doit-on pas redouter l'effusion d'une très-grande quantité de sang, que produiraient plusieurs incisions faites à la même partie? Cette réflexion me fait croire que les scarifications, quoique conseillées par beaucoup d'auteurs, n'ont jamais été employées. Scarification.

Les vomitifs, comme je l'ai, dit page 229 de mon traité, n'agissent pas assez puissamment sur le conduit aérien pour le forcer à se débarasser des corps étrangers qu'il peut contenir ; s'ils ont fait rendre des portions de membrane, elles étaient, sans doute, contenues dans l'estomach sur lequel le vomitif a une action immédiate. Les suffocations guéries par ce moyen dépendaient, vraisemblablement, de maladies gastriqnes. J'en cite des exemples à la page 200 et suivantes de mon traité. Vomitifs.

Les agaçans la gorge, les sternutatoires ont été con- Les sternutatoires, les agaçans la gorge. seillés de tout tems pour faire sortir des voies aériennes les corps étrangers qui s'y seraient insinués. *Ambroise Parée* les conseille, mais il ne donne aucune preuve de leur succès. Il est sûr qu'ils ne peuvent guère avoir plus de vertu que la toux, qui ne fait rien sortir, quoiqu'elle cause souvent des secousses formidables. On ne trouve encore qu'un exemple du succès de ces stimulans : il est dû à quelques gorgées de vinaigre avalées, sans doute, de travers ; j'en ai rapporté l'observation, p. 75 et suivantes de mon traité. Peut-on citer ce fait en faveur de l'emploi de ces médicamens, lorsque les ouvrages des praticiens sont remplis de terminaisons malheureuses, quoique les agaçans aient été mis en usage de toutes les manières ?

Purgatifs. Les avis sont partagés sur l'emploi de ce moyen : *Home* en faisait usage pour vaincre la constipation. M. *Pinel* s'en sert afin d'irriter les intestins, et de produire la révulsion de la maladie. M. *Des Essarts* y a recours, pour faire rejetter par les selles le produit de l'expectoration avalée. *Michaélis*, *Tomson*, même *Crawfort*, semblent se borner à conseiller les lavemens laxatifs. M. *Pinel* emploie les drastiques. Tous ces purgatifs entièrement contradictoires dans leurs effets, prouvent leur incapacité à dériver le CROUP.

Je suis dans le plus grand étonnement de ne point voir M. *Tourlet* figurer dans cet article du Recueil, à cause du zèle qu'il a montré à servir M. *Chaussier* dans le rapport qu'il a fait de mon ouvrage. Celui-ci qui a présidé à la rédaction du Recueil, aurait dû profiter de l'occasion pour vanter l'heureuse idée du médecin rédacteur, qui prétend que l'on peut opérer la révultion du CROUP au moyen d'un lavement irritant donné dès le commencement de la maladie. Je ne m'arrêterai pas à tout le contenu du résultat cadavérique (1) où M. *Tourlet* regarde la plénitude des voies aériennes par la mucosité, comme une infiltration de cette matière dans la substance des poumons. Cette discussion demanderait de ma part des redites sans fin; c'est pourquoi je me contenterai d'examiner la proposition de M. *Tourlet* relativement à l'action du lavement purgatif qu'il propose. Je vais auparavant rapporter mot à mot ce qu'il dit dans le Moniteur sur les avantages des lavemens purgatifs. « Mais le résultat cadavérique nous montre aussi la justesse de l'indication que nous avons donnée, il y a six ans, en cette feuille, et qui consiste à stimuler les intestins par un lavement irritant dès le commencement de la maladie. Cette indication, avons-nous dit dès lors, et répétée plusieurs fois depuis, est

(1) Voyez l'observation dans le Moniteur, samedi 28 mai 1808, N°. 149, page 336

fondée sur la sympathie qui existe entre la membrane muqueuse des intestins et celle du larynx et de la trachée-artère. La mucosité refluerait par ce moyen en dérivant vers les intestins, et préviendrait les dangers de la suffocation ».

Il y a cependant une objection assez forte à faire contre la possibilité de cette révulsion, et contre la sympathie admise par M. *Tourlet*. Car malgré ce que la membrane muqueuse des voies aériennes a de commun avec toutes les membranes muqueuses possibles, le larynx, la trachée-artère ont néanmoins des glandes qui leur appartiennent spécialement, et qui ont une organisation particulière. Elles sont logées derrière la membrane muqueuse; elles ont leurs vaisseaux excréteurs qui percent cette membrane pour porter le mucus qui doit lubrifier sa parois intérieure, et empêcher qu'elle ne soit irritée par les corpuscules qui pourraient être entraînés par l'air que nous respirons. Je ne peux mieux comparer ces glandes qu'à celle que l'on nomme la glande lacrymale, tant à cause de leur organisation que relativement à leurs usages. Je n'ai pas entendu dire qu'aucun médecin eût avancé qu'on pût empêcher la sécrétion lacrymale. Or la similitude qui existe, je pense, entre les usages des glandes trachéales et de la glande lacrymale, veut que je ne croie à la possibilité de la dérivation de la matière muqueuse, qu'après avoir été convaincu par des raisons valables qu'on peut à volonté suspendre et faire dériver la sécrétion de l'humeur qui lubrifie sans cesse la membrane qui revêt le globe de l'œil, et l'empêche ainsi d'être désagréablement impressionné par l'air.

Epispastiques.

Quoique de tous les moyens employés pour le traitement du CROUP, les épispastiques aient obtenu le plus de suffrage, on ne peut cependant pas, plus leur accorder la vertu dérivative qu'aux lavemens irritans ; les épispastiques ont encore moins la faculté d'opérer la déplétion du conduit aérien. Aussi ne cite-t-on pas d'exemples bien avérés qu'ils aient sauvé la vie, malgré leur application multipliée sur différentes parties du corps. Je pourrais citer beaucoup d'exemples de leur insuccès ; mais je me bornerai à celui-ci. Il est récent et l'enfant qui en est le sujet a été vu par des médecins qui ont une grande réputation. M. *Peraudin*, médecin, a reconnu, dès le deuxième jour, que l'enfant était affecté du CROUP ; il n'a point épargné les saignées locales, les vomitifs, les vésicatoires ; plusieurs médecins appellés en consultation ont aussi multiplié l'emploi de ce dernier moyen ; enfin, M. *Alibert* a cru encore nécessaire l'application d'un vésicatoire assez large, pour couvrir toute la partie antérieure du cou ; cependant, malgré toutes ces tentatives pour opérer la révulsion, l'enfant mourut le onzième jour. L'autopsie cadavérique a fait voir une réplétion totale des voies aériennes; l'amas du mucus s'étendait jusque dans les plus petites divisions des bronches. Personne n'a pensé à la trachéotomie, qui, dans cette circonstance, aurait réussi d'autant plus sûrement, qu'on aurait eu, pendant cinq à six jours qu'a duré la maladie, le tems de choisir le moment le plus opportun pour la pratiquer.

Sudorifiques

Les légers sudorifiques pourraient, peut-être, devenir de quelqu'utilité dans le traitement du Croup, s'ils étaient employés dès le commencement de l'invasion, puisqu'ils sont propres à rétablir la transpiration interceptée par le froid. Pourquoi ne détruiraient-ils pas la première impression faite par l'intempérie de l'air sur la membrane muqueuse des voies aériennes? Leur emploi ne pouvant être que salutaire, je crois qu'il n'y aurait aucun danger, à commencer par eux le traitement, pourvu cependant qu'on ne perde pas de vue les autres moyens efficaces dont nous allons bientôt nous occuper.

Expectorans

Dans le traitement du Croup, on a employé les expectorans de deux manières différentes, en boissons, et en vapeurs. En boissons, les liquides les plus préconisés, sont les vomitifs à dôse nauséabonde, le sénéga, l'oximel scilitique, l'oximel colchique, les oxcides d'antimoine hydrosulphuré brun et orangé, le gaïac, le garou, etc. Je regarde ces moyens comme inutiles et futiles; et je pense qu'ils doivent être absolument proscrits.

Les acides tant végétaux que minéraux réduits en vapeurs, sont fort recommandés; le vinaigre est celui dont on s'est le plus souvent servi. *Home*, *Crawfort*, *Bergius*, *Salomon*, *Rosen* ont fait respirer les vapeurs du vinaigre à leurs malades; *Home* y avait cependant peu de confiance puisqu'il ne le croit pas capable de pénétrer jusqu'à la membrane muqueuse, à cause de la couche qui en revêt l'intérieur. Les uns en impreignent des éponges, d'autres dirigent la vapeur acétique vers les bronches à l'aide d'un entonnoir; quelques autres répandent l'eau vinaigrée sur des briques incandescentes. *Schwilgué* conseille aussi de faire respirer aux malades la vapeur des acides tant minéraux que végétaux. En employant ces médicamens, tous ces praticiens avaient l'intention de guérir le Croup; ils étaient bien éloignés de croire que, par ce moyen, ils donnaient la maladie qu'ils croyaient combattre; c'est cependant ce qui est vraisemblablement arrivé, puisque la chimie nous apprend que les acides ont la vertu de concréter les substances muqueuses et albumineuses, ils ont donc, sans le vouloir, fait des CROUPS, c'est-à-dire, qu'au moyen des acides, ils ont formé la concrétion membraniforme chez des malades qui n'étaient attaqués que de suffocation, et chez lesquels on n'aurait peut-être pas trouvé de membrane, s'ils n'eussent pas respiré de vapeurs acides. En qualité de chimiste, M. *Chaussier* aurait dû voir l'erreur et la corriger. Ne l'ayant pas signalée à ses collègues, il est réputé avoir produit des CROUPS, sans s'en être apperçu.

La chimie rendant concrète la substance albumineuse ou muqueuse par les acides, c'est un principe incontestable que si, par la respiration, on insinue un acide quelconque, dans les voies aériennes, cet acide agissant continuellement sur le mucus qui y est renfermé, doit le rendre concret, conséquemment en faire un CROUP. Cette vérité me porte à dire qu'il est important de faire connaître les dangers que l'on encoure, en employant les acides; ils sont trop pernicieux pour qu'on ne les réforme pas de la liste des médicamens employés pour la guérison du CROUP; une fois proscrits, il y a tout lieu de croire que la membrane qui a fait le merveilleux de la maladie croupale, deviendra par suite aussi rare qu'elle est maintenant commune. Si l'existence de la membrane qui est la seule raison qui empêche actuellement de croire à l'ancienneté du GROUP, venait à manquer, tous les opposans seraient forcés de se rendre à cette vérité : que le GROUP, comme maladie suffocative, a existé de tous tems ; qu'il a été connu des anciens Romains, d'*Hippocrate*, de *Galien*, de *Fabrice* d'*Aquapendente*, de *Louis*, etc., etc., etc.

Carbonate d'ammoniac

M. *Guttfeld* fait respirer l'alkali volatil pour provoquer la toux ; il est à croire qu'il n'emploie ce remède que comme agaçant ; et qu'il n'a pas l'intention de le faire pénétrer dans tout le conduit aérien: car étant employé de cette manière, et sans plus de précaution, n'y aurait-il pas à craindre qu'une trop grande quantité respirée à la fois, ne causât non-seulement une toux très-vive, une toux suffocative des plus graves, mais encore qu'il n'excoriât quelques points de la membrane muqueuse ?

Michaelis l'applique au cou pour rubéfier ; s'il n'avoit pas d'autre intention, pourquoi a-t-il été chercher ce médicament de préférence : nous en avons d'autres dont l'effet est bien plus prompt et plus assuré.

M. *Réchou* est le premier qui ait éveillé l'attention des praticiens, en l'administrant en même-tems à l'intérieur et à l'extérieur, dans l'intention de fondre la concrétion, ou de liquéfier la matière propre à la former. Pour démontrer la vertu déconcrescente de l'ammoniac, ce praticien a fait fondre aisément une de ces concrétions dans une dissolution de cette substance. Cette expérience est certaine, puisqu'elle est fondée sur des principes incontestables de chimie. Mais ne peut-on pas douter si l'ammoniac pris intérieurement, conservera sa vertu fondante, quand il aura à subir les lois de la digestion et de la circulation, avant de parvenir à la matière concrétée? Ne peut-on pas douter encore si son application extérieure est plus efficace et plus certaine, quand il faut qu'il traverse la peau, le tissu graisseux et les parties constituantes du conduit? Quelle est donc, me demandera-t-on, la vertu de ce médicament? M. *Sédillot* donne à l'application extérieure du mélange de l'ammoniac avec le cérat, une vertu vésicante et dérivative (1), et il ajoute que quelqu'aient été les succès de M. *Réchou*, le tartrite antimonié de potasse, doit être considéré comme un des meilleurs moyens à employer pendant la crise de la maladie; depuis, M. *Sédillot* a changé d'avis, et M. *Des Essarts* rapporte dans le supplément à son mémoire, une observation de ce médecin qui prouve qu'ayant employé, sans succès, le tartrite antimonié de potasse, ainsi que tous les autres moyens médicaux, celui-ci a eu recours au carbonate duquel il a retiré les plus grands avantages. Malgré ce succès obtenu par M. *Sédillot*, on me permettra de douter encore

(1) J'ai émis mon opinion sur cette vertu dérivative à la page 71.

de

de l'efficacité du moyen. J'en propose un emploi plus certain ; ce serait de faire pénétrer l'ammoniac directement dans le conduit aérien, en le mêlant à l'air que respire le malade, mais dans une proportion qui ne puisse lui nuire ; pour lors rien n'empêcherait qu'une certaine quantité de ce carbonate qui n'aurait pas changé de nature, ne pût fondre la concrétion, puisqu'il agirait sans cesse et immédiatement sur elle; le carbonate deviendrait ainsi un spécifique par excellence, sur-tout si M. *Chaussier* veut bien répondre aux invitations que je lui ai déjà faites dans mon traité, en nous apprenant à quelle dôse il convient de le répandre dans l'air respirable, sans qu'il puisse nuire.

C'est à *Asclépiade*, qui vivait en l'an 90 avant Jesus-Christ, qu'il faut accorder l'honneur de l'heureuse invention de l'ouverture du conduit aérien, pour remédier à la suffocation. Cette opération a été recommandée depuis par bien des auteurs, et plusieurs l'ont faite avec succès. Voyant dans le conduit aérien une fausse membrane très-lâche et qui s'en détachait facilement, n'était-il pas naturel qu'il vînt à l'idée de *Home*, de l'en faire sortir par la trachéotomie. Mais les raisons qui le déterminent en faveur de ce moyen, prouvent combien peu il était versé dans la pratique chirurgicale. « Beaucoup d'opérations plus ha-

La trachéotomie.

zardeuses se font, dit-il, tous les jours. Il propose néanmoins de la tenter d'abord sur le cadavre, et avec toutes les précautions convenables ; car quelque chose doit être tenté, selon lui, dans une si dangereuse maladie ».

Quel risque y a-t-il donc à encourir, pour exiger que l'on tente cette opération sur le cadavre avant de l'entreprendre sur le vivant ? En outre qu'est-ce que cette tentative apprendra ? On voit que ces conseils ne sont dictés que par le défaut de connaissances en anatomie, en chirurgie et par une terreur panique, qui s'est communiquée jusque chez nos écrivains les plus modernes. *Scwilgué* qui était trop craintif pour avoir une opinion à lui, semble avoir adopté celles de *Rosen*, *Brooches* et *Home*, puisque comme eux, il s'en est référé à l'expérience, pour décider les avantages que l'on doit retirer de cette opération. (1)

Crawfort montre qu'il ne connaît pas plus la vraie nature du CROUP, que les avantages de a trachéotomie. « Il croit cette opération utile, lorsque les paroxismes se continuent avec force et avec danger de suffocation, et lorsque cet état est du au resserrement de la glotte, ou au volume de la fausse membrane qui bouche la trachée ; il la croit encore convenable dans l'accès

(1) Voyez la thèse, page 61.

de suffocation, lorsqu'elle menace de la mort, et que les autres moyens ont été employés sans succès. Mais à moins que cette concrétion ne soit petite et libre de toute adhérence avec les parties voisines, il craint que la suffocation n'ait lieu pendant les tentatives faites pour retirer le corps étranger.

Michaelis voudrait qu'on pratiquât cette opération, dès le commencement de la seconde période, immédiatement après avoir employé, sans succès, un ou deux vomitifs. Les rémissions, les intermissions ne sont pas, dit-il, une raison pour en différer l'emploi, puisqu'on sait combien elles sont trompeuses. *Michaelis* a raison, quant au tems de faire l'opération ; mais les vomitifs sont-ils nécessaires ? *Schwilgué* s'est servi de cette autorité dans sa thèse, mais il ajoute : « Sans la bronchotomie, *Michaelis* regarde ces moyens comme presque toujours insuffisans, tandis, qu'avec son secours, il croit les vomitifs susceptibles d'expulser la couche membraniforme. » Cette proposition m'a paru amphibologique, en ce qu'elle donnerait à pense que *Michaelis* voudrait que l'on donnât le vomitif aussitôt après l'opération. J'ai démontré dans mon traité, p. 254, l'inutilité des vomitifs, et même le danger qu'il y aurait à les employer.

M. *Veiusseux*, en croyant qu'il est difficile d'établir les cas dans lesquels on doit pratiquer la trachéotomie, ne dit rien qui puisse intéresser. J'ai rapporté, dans mon traité, toutes les circonstances dans lesquelles il convient de pratiquer cette opération; on ne peut s'en former une idée convenable, qu'en lisant l'ouvrage en entier.

« M. *Dureuil* croit tous les remèdes externes inutiles dans la seconde période, à l'exception de la trachéotomie; » c'est, sans doute, cette opération qu'il tenta sur le cadavre d'une jeune fille âgée de quatre ans et demi, morte du Croup; c'est sans doute aussi la facilité avec laquelle il fit sortir la fausse membrane, au moyen de petites pinces mousses qu'il introduisit dans la plaie, qui le détermina à être de cet avis. On ne peut présumer que ce soit ce praticien qui ait donné des soins à l'enfant, et qu'il ait attendu qu'elle fût morte pour tenter l'opération. Sans connaître cette observation, j'ai prévu cette circonstance, et dans la crainte qu'il ne se rencontrât des praticiens assez craintifs, pour attendre l'événement avant de tenter l'opération, j'ai fait voir dans mon traité du Croup, l'horreur que doit inspirer une pareille conduite. V, p. 251, et suivantes.

Depuis que le Croup fait la principale occupation des médecins, je ne conçois pas pourquoi l'école de médecine a conservé dans ses archives, l'importante observation de M. *Dureuil*, sans avoir pensé à la faire connaître. Le diagnostic, le prognostic de M. *Dureuil*, ainsi que la facilité avec laquelle il a fait sortir la fausse membrane, auraient, sans doute, convaincu les praticiens de la nécessité de faire cette opération. M. *Bauchène* qui nous dit formellement dans son observation insérée dans la feuille périodique de la société de médecine de Paris, 28 messidor an XIII : « l'air, en entrant et en sortant des voies aériennes, fait entendre un bruit qui indique l'existence d'un corps étranger », n'aurait pas hésité à faire cette opération, et immanquablement il aurait sauvé la vie à la malheureuse victime, qui fait le sujet de son observation.

Si M. *Double* eût connu ce fait, aurait-il avancé que la bronchotomie, ainsi que la laryngotomie ne sont nullement admissibles, parce qu'on ne connaît pas le vrai siége de la lésion; sans s'embarasser du lieu qu'occupait la fausse membrane, il aurait proposé l'opération, et sans doute il aurait demandé en consultation un chirurgien capable de la faire. M. *Double* montre trop de zèle à secourir les malades qu'on lui confie, pour avoir agi différemment. Enfin, je ne conçois pas comment M. *Chaussier*, un des chefs des écoles, et qui, par sa place, doit connaître tous les trésors de l'art, a pu attendre jusqu'à présent, sans avoir rendu publique l'observation de M. *Dureuil*. V. le Recueil des écoles, p. 127.

Suivant le Recueil, « *Vicq*-d'*Azyr* n'est point aussi partisan de la trachéotomie que *Michaelis*: s'il s'agissait, dit-il, d'un corps polypeux, qui n'eût son siége que dans la trachée-artère » la trachéotomie pourrait avoir des avantages ; mais dans le CROUP, les bronches sont elles-mêmes affectées, la concrétion s'étend quelquefois jusqu'aux poumons qui sont engorgés, et l'on ne voit pas quel soulagement peut résulter alors d'une incision faite à la trachée ».

Cette double proposition m'autorise à dire que je crois qu'il est impossible de trouver un homme, qui, quelque génie qu'il ait pour les siences, soit pourvu d'une érudition assez grande pour connaître parfaitement toutes les parties de l'art de guérir, et raisonner juste sur chacune d'elles. *Vicq*-d'*Azyr* pour jamais célèbre dans l'histoire et dans le souvenir des hommes, nous en donne une grande preuve dans le passage que je viens de citer. Ne dit-il pas dans la première proposition : « s'il s'agissait d'un corps polypeux qui n'eût son siége que dans la trachée-artère, la trachéotomie pourrait avoir quelqu'avantage. » Hé bien, pour prouver cette assertion, il aurait fallu que *Vicq*-d'*Azyr* expliquât ce qu'il entend par corps polypeux renfermé dans le conduit aérien ; qu'il enseignât le point fixe du conduit, où il serait implanté ; qu'il fit connaître la grosseur de son pédicule ; qu'il apprit quels sont ses signes caractéristiques ; qu'il dit comment il faudrait s'y prendre pour saisir le polype et en faire l'extraction ; quels moyens, enfin, il faudrait employer ensuite pour arrêter l'hémorragie presque inséparable de son arrachement. J'ai fait ces mêmes objections à *Bichat*, relativement à la même maladie, pour la guérison de laquelle il propose la laryngotomie. V. p. 141 et suivantes de mon traité.

Dans la deuxième proposition, *Vicq*-d'*Azyr* parle d'après l'inspection cadavérique, lorsqu'il dit que le conduit aérien est entièrement obstrué, et les poumons sensiblement engorgés. En effet, à la mort on trouve bien cet excès d'obstruction et d'engorgement, mais il n'est que l'effet de la maladie; dans ce cas extrême, il n'y a pas d'opération à faire ; mais on évitera indubitablement tous ces accidens, si on opère à tems; l'ouverture artificielle donnant une issue facile à la matière fluide et concrète qui sera amassée dans le conduit, on sera certain que le malade sera non-seulement soulagé, mais guérira.

Si l'on en croit le Recueil des écoles, l'opinion de *Schwilgué* se rapproche beaucoup de celle de *Vicq*-d'*Azyr*. Je n'y vois cependant aucune parité, j'y trouve au contraire une grande différence tirée de ce que *Vicq*-d'*Azyr* propose la trachéotomie pour l'extraction d'un polype, tandis que tout ce que dit *Schwilgué* a rapport à la laryngotomi a quelques motifs qui contre-indiquent cette opération. Il est vrai que la lecture du paragraphe 20 de la page 127 du Recueil, assure que ces deux auteurs ont la même manière de considérer le CROUP, et ont proposé la même opération. Mais si on lit la page 60 de la thèse de *Schwilgué*, et si on compare la valeur de cette proposition avec celle de *Vicq* d'*Azyr*, mise dans le paragraphe précédent, on ne tarde pas à se convaincre de la diversité des opinions de ces auteurs ; et quant à ce qui regarde *Schwilgué*, on voit que pour faire concorder son opinion avec celle de *Vicq*-d'*Azyr*, le Recueil n'a pas rapporté ponctuellement le passage de la thèse de cet auteur, et qu'on en a retranché tout ce qui est relatif à la laryngotomie. Pour en donner la preuve, je vais rapporter, mot pour mot, ce qu'on lit dans la thèse de *Schwilgué*, et pour éviter des redites, je mettrai en lettres italiques tout ce qui a trait à la laryngotomie.

Depuis on a proposé la laryngotomie. Si on avait des caractères assez certains pour distinguer la partie du conduit aérien qu'affecte le CROUP, peut-être pourrait-on, *s'il se bornait au larynx*, tenter cette opération; mais quel succès peut-on se promettre, lorsque la trachée, et les bronches sont également affectées? cependant ce dernier état n'est-il pas le plus fréquent ! *et ne trouve-t-on pas communément les divisions des bronches gorgées de mucosités? D'ailleurs c'est encore à l'expérience à décider ce qu'on doit attendre de cette opération?* Cet exposé détruit entièrement toute la similitude que *Schwilgué* s'est efforcé de mettre entre son opinion et celle de *Vicq*-d'*Azyr*

Selon le Recueil, MM. *Duboueix*, *Bernard*, *Réchou*, *Double*, *Des Essarts*, ne font point mention de la trachéotomie. Ne pouvant connaître les ouvrages de MM. *Duboueix* et *Bernard* qui sont encore inédits et renfermés dans les archives de l'école de médecine, je ne peux vérifier si ces MM. ont parlé de la trachéotomie. Quant à M. *Réchou*, il n'en fait aucune mention. M. *Double* en parle dans ses considérations générales sur le CROUP, chap. XXI du Recueil périodique de la société de médecine. Voici ce qu'il dit à la page 34 : « Et comme rien ne peut faire déterminer au juste le véritable siège de lésion sur tel ou tel point du tube aérien, il s'en suit que la bronchotomie et la laryngotomie proposées par quelques auteurs ne sont nullement admissibles ». J'ai relevé tant de fois cette erreur dans mon traité du CROUP et dans ce que j'ai dit au sujet de *Schwilgué*, que je ne crois pas nécessaire de m'en occuper davantage.

M. *Des Essarts* n'a pas parlé de la trachéotomie, quoiqu'il connût bien les avantages que les malades pourraient en retirer; il m'a dit de vive voix que cette opération était trop difficile à faire et trop dangereuse, pour qu'elle pût etre entreprise par les officiers de santé qui habitent les campagnes ; parce que, selon ce praticien, il faut emporter un morceau de la trachée-artère. Lorsqu'il me parla de ce mode d'opérer, je ne connaissais point alors d'ouvrage où il en fût question ; mais depuis j'ai pris connaissance d'une observation qui se trouve dans les institutions de médecine de *Borsiéri*. On y rapporte qu'un célèbre chirurgien de Londres, nommé *Andrée*, fit cette opération en emportant un morceau assez grand de la trachée-artère. Malgré ce grand délabrement, l'auteur ne dit pas avoir eu à combattre le moindre des accidens que *Bichat* attribue à la trachéotomie, il est donc à présumer qu'il n'y a point eu d'hémorragie. Le malade a été guéri en peu de tems. J'aurai bientôt l'occasion de rapporter l'observation.

On relate encore dans ce paragraphe, la note de M. *Chaussier*, c'est au moins pour la troisième fois. On lui fait dire ici que« quand les remèdes premiers n'ont point arrêté les progrès de l'inflammation, le seul moyen qui reste pour empêcher la suffocation et la mort du malade, consiste dans la trachéotomie; il ne faudrait point attendre que les poumons fussent engorgés et que le malade fût réduit à la dernière extrémité ». Ce précepte est bon : mais M. *Chaussier*, comme je l'ai déjà dit, est l'écho de plus de vingt praticiens en faveur desquels je pourrais réclamer l'antériorité ; mais je me contenterai de rapporter un précepte des plus excellent ; il est donné dans les questions françaises sur la chirurgie de *Gui de Chauliac*, par François *Ranchin* ; on conseille expressement d'après *Avicennes et Albucasis*, la trachéotomie, lorsque les malades sont en danger de suffocation ; et sur la question en quel tems il faut opérer, on répond que le tems suit la nécessité ; car il n'est pas bon *in talibus retardare*. Voyez la citation que j'en ai faite dans mon traité aux pages 297 ct 298.

« *Michaelis* conseille de pratiquer la trachéotomie absolument, comme lorsqu'on veut donner issue à des corps étrangers qui sont introduits accidentellement dans les voies aériennes ». Voilà le vrai précepte à suivre. Le procédé est décrit dans tous les traités d'opération faits par nos anciens chirurgiens ; aussi n'en ai-je parlé que très-succinctement dans mon traité du Croup ; ce que j'ai dit, est en faveur de ceux qui, n'ayant pas de connaissances précises en chirurgie, voudraient en avoir quelque notion.

« *Michaelis* croit inutile d'employer la sonde dont on se sert en ouvrant la trachée-artère dans l'angine inflammatoire ». Je ne sais quelles raisons ont porté *Michaelis* à donner cet avis; mais ce qu'il y a de certain, c'est que cet auteur regarde aussi le CROUP, comme une maladie inflammatoire; quelle différence mettra-t-on alors, entre cette angine inflammatoire et celle que M. *Chaussier* dit exister dans la maladie du CROUP sur la membrane muqueuse, qui revêt l'intérieur du conduit aérien? Cette inflammation qui n'est encore démontrée par aucune preuve, a été une des fortes objections qui m'ayent été faites par mes anciens collègues, avant que je rendisse public mon traité. Ils me demandaient tous si, d'après nos principes certains, et de tous tems confirmés par des faits chirurgicaux, je pouvais, sans témérité, proposer de faire des incisions sur des parties enflammées, et si je ne craignais pas d'augmenter l'inflammation et même de déterminer la gangrene. Ne craignez-vous pas, me disaient-ils, de causer au moins une turgescence de la membrane muqueuse, qui, si elle ne devient pas assez grande, pour boucher le conduit aérien, du moins acquiererait assez de volume pour remplir les lèvres de la plaie, et empêcher l'entrée et la sortie de l'air par l'incision? Ils me demandaient aussi quel avantage on retirerait de la canule recommandée pour donner une issue à l'air, et si sa présence n'augmenterait pas encore tous les désordres? Vous savez, me disaient-ils, que les préceptes généraux de l'art fondés snr l'expérience défendent d'inciser sur des parties enflammées ; en effet, continuaient-ils, ne voyons-nous pas, tous les jours, des accidens arriver, quand nous plongeons un bistouri dans des phlegmons, dont la suppuration n'est pas encore bien établie. J'ai eu beaucoup de peine à lever ces objections, et je n'ai pu convaincre des avantages de la trachéotomie, que les praticiens a qui j'ai pu persuader que le CROUP n'était pas une maladie inflammatoire. Je concluerai donc par dire que, si M. *Chaussier* qui regarde le CROUP comme une maladie inflammatoire, eut su assez de chirurgie pour connaître les accidens que l'on encoure. quand on fait des incisions sur des parties enflammées, il n'aurait pas pensé à proposer la trachéotomie; il se serait contenté de recommander les antiphlogistiques, qui sont en effet les moyens héroïques que la médecine emploie pour combattre les maladies inflammatoires. L'emploi de la trachéotomie n'a donc pas été médité par M. *Chaussier*, suivant les vrais principes même de la science médicale. Sa négligence, pour ne pas dire plus, devient encore un obstacle à sa prétention pour l'antériorité.

« M. *Richerand* demande s'il ne conviendrait pas de substituer à la trachéotomie, l'incision si facile et si peu dangereuse de la membrane cricothyroïdienne; cette incision servirait à placer une petite canule, à la faveur de laquelle le malade pourrait respirer, lors même que l'ouverture de la glotte serait entièrement bouchée par les mucosités albumineuses ».

Quand l'ouverture de la glotte est ainsi bouchée, la personne est morte, il ne faut ni opération, ni canule.

Cette opération a été décrite par *Bichat* qui la regarde, aussi, comme facile à faire et peu dangereuse : cependant en en décrivant le procédé, il donne des conseils qui ne sont point rassurans, puisqu'il dit en termes formels : « l'instrument sera plongé dans la membrane circothyroïdienne plus inférieurement que supérieurement, afin d'éviter une branche artérielle qui cotoye presque constamment le bord inférieur du cartilage thyroïde. Si un artère était ouverte, on y rémédierait soit par une ligature appliquée à l'instant, soit par un bouton de feu. On voit par cette description, que l'opération n'est point aussi facile qu'on le dit. V. mes réflexions, p. 124 et suivantes de mon traité.

Desirant connaître l'opinion de M. *Richerand*, sur la nature de la maladie du CROUP, et sur les moyens curatifs qu'il adopte, j'ai consulté sa nosographie. C'est à l'obturation de la glotte qu'il attribue tous les symptômes du CROUP ». Cette fente étroite, dit-il, peut être facilement bouchée par le gonflement inflammatoire de la membrane muqueuse qui en couvre les côtés, ou par des corps étrangers de diverses espèces ».

« L'angine laryngée est la plus dangereuse de toutes les inflammations des membranes muqueuses, par la facilité avec laquelle la membrane interne du larynx, épaissie par l'inflammation, bouche la glotte, et s'oppose à l'entrée de l'air. Cette fente étroite n'a pas chez les adultes plus de deux lignes et demie de largeur (six à sept millimètres), dans son point le plus large. Or, en supposant que le gonflement inflammatoire augmente d'une à deux lignes l'épaisseur de la membrane qui recouvre les deux côtés de la glotte, cette ouverture sera complettement fermée au passage de l'air, et le malade périra suffoqué ».

« Chez les enfans, l'inflammation se termine le plus ordinairement par la formation d'une couenne albumineuse plus ou moins épaisse, qui bouche plus ou moins complettement la glotte. Comme cette terminaison fâcheuse a été observée sur des sujets peu avancés en âge, on en a fait le caractère d'une espèce d'angine particulière à l'enfance, que plusieurs auteurs, parmi lesquels on distingue *Home*, *Michaelis* et *Cullen*, ont successivement décrite sous les noms divers de CROUP, d'angine membraneuse, et d'esquinancie trachéale ». Il conclud par dire qu'il est convaincu : « que le danger de l'angine membraneuse chez les enfans, tient plutôt à l'étroitesse de la glotte, à cet âge de la vie, qu'au peu d'énergie des puissances expiratoires ».

Cet exposé prouve évidemment que M. *Richerand* donne à la maladie du CROUP, le caractère inflammatoire, et qu'il lui assigne pour siège principal, la partie de la membrane muqueuse qui couvre la glotte et ses parties environnantes ; et malgré un grand nombre de faits bien constatés, il ne paraît pas que M. *Richerand* ait eu même l'idée, que, le plus ordinairement, le foyer du CROUP se trouve dans la trachée-artère, où il se fait, en plus ou moins de tems, une surabondante sécrétion de mucus capable d'obstruer, de boucher, quelquefois très-brusquement, tous les canaux aériens, d'où suivent nécessairement la suffocation et la mort.

« Les sangsues au col, les vésicatoires sur cette partie, l'inspiration de l'éther, les vomitifs donnés à petite dôse, de manière à provoquer des secousses favorables, durant lesquelles les mades rejettent la matière albumineuse, à mesure qu'elle se dépose à la surface de la membrane enflammée,

enflammée, conviennent mieux, suivant M. *Richerand*, qu'une méthode débilitante ».

Enfin, lorsque ces remèdes ne réussissent pas (ne pouvant procurer aucun bien, on ne doit pas les employer), M. *Richerand* dit : « *Michaelis* veut que, par une incision faite à la trachée-artère, on aille arracher les lambeaux membraneux, cause de la suffocation. (1) *Vicq*-d'*Azyr* a fait voir quel fruit on pourrait attendre d'une entreprise aussi hazardeuse ; et les inconvéniens qu'entraîne la trachéotomie, l'ont fait entièrement et universellement rejetter pour le cas dont il est question ». Ne conviendrait-il pas mieux d'y substituer l'incision facile et si peu dangereuse de la membrane cricothyroïdienne? Cette opération est d'autant mieux indiquée, que soit le gonflement inflammatoire, soit la couenne membraniforme, ne bouchent complettement les voies aériennes, que vers l'endroit où elles ont le moins de largeur : c'est-à-dire dans celui qu'occupe la glotte ».

L'incision faite et la canule appliquée; que

---

(1) Le mot arracher est impropre, et ne convient point dans cette circonstance. Quand *Michaelis* l'aurait prononcé, M. *Richerand* n'aurait-il pas dû être assez prudent pour ne pas le répéter ? Ne devait-il pas prévoir qu'en s'en servant, il allait ajouter à l'horreur que le public a conçue de l'incision du conduit aérien, par l'idée qu'il s'est formée qu'entre cette opération, et l'action de couper la gorge, il n'y avait aucune différence.

deviendra la couenne membraniforme, qui, suivant ce systême, siège sur la membrane qui recouvre la glotte et ses côtés?

Faudra-t-il aller la chercher pour en faire l'extraction sur-le-champ ?

La laissera-t-on là, jusqu'à ce qu'elle se détache d'elle même?

1°. On ne peut aller la chercher qu'en introduisant une pince plate par l'incision faite à la membrane. L'ouverture sera-t-elle assez grande? Permettra-t-elle un écartement suffisant des anneaux pour pouvoir saisir la membrane et la faire sortir? La première circonstance est très-embarassante, elle nécessitera, sans doute, l'aggrandissement de l'incision. La deuxième le devient encore plus. En effet si on attend que la membrane se détache d'elle-même, n'y aurait-il pas à craindre que l'air, dans une forte inspiration, ne la poussât fortement dans la trachée-artère, et ne la fit pénétrer jusqu'à la première bifurcation des bronches où elle pourrait former un bouchon tout-à-fait obstruant, parce que les poumons ne contiendraient peut-être pas assez d'air pour opérer la réaction nécessaire à sa sortie; il s'en suivrait donc une suffocation mortelle. Voilà une opération qu'on ne peut admettre suivant même le systême de M. *Richerand.*

L'explication que donne M. *Richerand* sur les symptômes produits par la présence des corps étrangers insinués dans les voies aériennes, n'a rien de remarquable. De prime à bord, on est étonné qu'après avoir formellement dit : « les inconvéniens qu'entraîne la trachéotomie l'ont fait universellement rejetter pour le cas du CROUP, M. *Richerand* se soit donné là peine d'en décrire le procédé pour celui des corps étrangers dont les dangers sont absolument les mêmes ; mais on ne tarde pas à s'appercevoir que c'est dans l'intention de démontrer le danger que fait encourir la section des parties. V. la nosographie de M. *Richerand* et mon traité.

Ainsi que *Bichat*, M. *Richerand* redoute la trachéotomie, à cause de l'hémorragie cutanée qu'entraîne l'incision des tégumens, et dit que la ligature et la compression ne peuvent arrêter cette hémorragie. Il est certain que la ligature et la compression sont souvent insuffisantes pour arrêter la grande quantité du sang qui s'écoule des vaisseaux veineux et des artérioles, ouverts par l'incision faite à la peau ; mais est-ce une raison assez forte pour qu'on rejette absolument la trachéotomie, et pour qu'on signale cette opération comme la plus dangereuse de toutes celles qu'on peut pratiquer aux voies aériennes. Il me semble que, pour militer avec succès contre cette espèce d'hémorragie, la chirurgie possède un puissant moyen par lequel elle arrête l'effusion du sang que fournissent, dans les amputations, les grosses artères ouvertes ; c'est le cautère actuel qui, s'il est convenablement appliqué, ne produira aucun dommage dans l'opération dont nous nous occupons, puisqu'il ne doit agir que sur du tissu cellulaire, et sur l'embouchure des veines ouvertes.

M. *Richerand* conseille la laryngotomie dans le cas des corps étrangers d'un petit volume qui se seraient logés dans un des ventricules. Cette opération que j'ai amplement discutée dans mon traité, est, je le répète, une des plus dangereuses de toutes celles qu'on peut pratiquer aux voies aériennes. A part l'hémorragie cutanée que cette opération a de commun avec les autres procédés, on ne peut fendre le thyroïde, sans blesser les deux artères thyroïdiennes supérieure et inférieure; de plus cette opération fait perdre la voix pour toujours. La section d'un grand nombre de fibres appartenantes aux cordes vocales, et qui sont indubitablement comprises dans la fente du thyroïde, causera une foule effrayante d'accidens, auxquels le malade ne pourra jamais résister. J'en donne les détails dans mon traité depuis la page 123 jusqu'à celle 132.

M. *Richerand* parle aussi de l'introduction des sondes dans le conduit aérien par l'ouverture naturelle; dans mon traité, j'ai, je crois, convenablement discuté cet objet. V. page 41 et suivantes.

Enfin, ce professeur semble avoir embrassé la majeure partie des opinions de *Bichat*; je les ai aussi amplement discutées. M. *Tourlet* me taxe de les *avoir exagérées*, et d'*avoir confondu à dessein*, le *résultat que* les *auteurs prêtent à deux opérations bien différentes* ; mais comme il a le *dessein* d'écarter toute discussion, je ne puis connaitre les erreurs que j'ai commises ; c'est pour quoi je prie M. *Richerand* de me les indiquer ; alors je les avouerai avec franchise.

Enfin, nous voilà parvenu à mon traité du Croup ; « M. *Caron*, dit le Recueil, vient de se déclarer en faveur de la même opération (la trachéotomie), sans autre preuve que celle qu'il a tirée du résultat heureux qu'il a obtenu en la pratiquant sur un enfant près d'être suffoqué par une fêve de haricot qui s'était engagée dans la trachée-artère ».

Schwilgué, spécialement chargé de la rédaction du Recueil, ainsi que M. *Chaussier* qui y a présidé, ont voulu, sans doute, par cet extrait très-exigu, me faire passer pour avoir fait une amplification de plus de 300 pages *in*-8°, sur le seul succès de mon opération. Quel éloge ! quelle gloire ! quel honneur ! qu'il serait flatteur pour moi d'avoir mérité ces titres pompeux ! Ces Messieurs auraient cependant mieux fait de donner un extrait convenable de mon ouvrage ; voici ce qu'ils auraient pû dire.

Nous avons lu, avec soin, le traité du Croup de M. *Caron*, et nous nous sommes convaincus que ce n'est pas le succès seul de l'opération qui a déterminé ce praticien à proposer la trachéotomie pour la curation du Croup. Aucune des circonstances propres à éclairer le diagnostic et le pronostic de cette cruelle maladie n'a échappé à ce praticien ; les phénomènes qui se sont présentés chez l'enfant qu'il a opéré, lui ont démontré toute l'analogie qui existe entre les symptômes et les accidens qui se manifestent dans le Croup, et ceux qu'on remarque dans la maladie causée par des corps étrangers engagés dans la trachée-artère.

En examinant attentivement les accidens suffocatifs que l'enfant a éprouvés, et en réfléchissant sur leur nature, M. *Caron* s'est convaincu qu'ils étaient, comme dans le Croup, dus à l'amas du mucus. qui en obstruant le conduit aérien, empêchait l'acte respiratoire et causait ainsi les symptômes de la suffocation. Ce phénomène, attentivement observé, a porté M. *Caron* à conclure que le corps étranger dans la trachée-artère, n'était que la cause occasionelle des accidens, tandis que l'amas du mucus en était vraiment la cause efficiente.

La parfaite similitude qui existe entre les symptômes du Croup et ceux qui se manifestent dans la maladie causée par des corps étrangers introduits dans la trachée-artère, a engagé M. *Caron* à conclure que l'ouverture du conduit était le seul moyen, que l'on dût employer pour guérir l'une et l'autre de ces affections ; en effet, la seule indication à remplir est de procurer une issue aux matières renfermées dans le conduit, soit qu'elles s'y soient formées, ou qu'elles soient venues du dehors,

Après avoir examiné anatomiquement les différens endroits du conduit que les auteurs proposent d'inciser ; après avoir pesé les différentes opérations qu'ils conseillent, M. *Caron*, par des raisons qui nous paraissent valables, proscrit la laryngotomie, ainsi que tous les procédés mixtes qui toucheraient au larynx, boîte précieuse qui renferme la mécanique de la voix.

Il a osé proposer la trachéotomie, opération proscrite par *Bichat*; son zèle est d'autant plus louable, que la plupart des auteurs qui ont écrit d'après ce médecin ne citent cette opération, que pour mieux faire ressortir le danger qu'il y aurait de la pratiquer, par la raison, disent-ils, qu'elle est accompagnée d'une hémorragie grave et impossible d'éviter.

Pour prouver que les veines qui rampent sur le cou, se distribuent également à cette partie, et qu'en cas de turgescence, on devait s'attendre à une effrayante effusion du sang en quelqu'endroit que l'on fît l'incision à la peau qui recouvre la partie antérieure du cou, M. *Caron*, a poussé le scrupule dans la discussion, jusqu'à ne vouloir se servir que de l'anatomie descriptive de *Bichat*. Aussi ce praticien nous dit-il, dans l'ouvrage que nous analysons, qu'après avoir incisé la peau, il ne fut pas effrayé de l'hémorragie qui se manifesta ; il attendit paisiblement un moment de rémission, qui ne tarda pas avoir lieu; il en profita, et cette rémission fut assez longue pour lui permettre d'inciser la trachée-artère.

M. *Caron* examine toutes les ressources de l'art chirurgical, et dans la supposition que l'effusion du sang menacerait de danger, il n'hésite pas à proposer le cautère actuel qui ne produira aucun accident grave entre les mains d'un homme instruit; indubitablement, ajoute-t-il, l'hémorragie s'arrêtera, puisque ce moyen a plusieurs fois réussi dans les cas où des principaux troncs d'artères des extrémités, étaient ouverts.

Cet ancien praticien passe ensuite aux causes qui produisent la turgescence des veines, il les attribue au retard de la circulation du sang dans les poumons, et il assure qu'on évitera une hémorragie redoutable, en opérant avant que les symptômes suffocatifs qui causent cette turgescence, ne soient portés à un trop haut degré.

M. Caron a senti combien il lui aurait été avantageux de terminer son traité du CROUP, par une observation qui constatât le succès de la trachéotomie faite sur un sujet attaqué du CROUP. Il donne dans son ouvrage, des preuves non équivoques du soin qu'il a mis à rechercher des individus qui en fussent attaqués; l'occasion s'en est présentée; mais malgré tout ce qu'il a pu dire et faire auprès des parens, il n'a pu parvenir à leur persuader que la trachéotomie était le seul moyen curatif à employer.... Les conseils qu'on leur a donnés, les ont empêché de consentir à ce que l'opération fut pratiquée.

Enfin, plus d'exactitude dans nos recherches, aurait fourni à M. Caron un exemple qui aurait confirmé toute la solidité de sa doctrine, et toute l'efficacité du moyen curatif qu'il propose. Nous aurions pu lui faire connaître les instituts de médecine de *Borsieri*, ouvrage dans lequel on trouve une observation de trachéotomie, qui, quoique faite sans principes, puisque le praticien a emporté une pièce de la trachée, a cependant eu le plus grand succès. Cette observation, dans laquelle il n'est pas dit que le malade ait éprouvé d'hémorragie, vient d'être citée dans les annales de médecine pratique de *Montpellier*, 1 bulletin de novembre 1808. Voici l'observation.

Tracheotomiæ, feliciter institutæ in puero hâc anginæ specie membranaceæ periclitante, exemplum communicavit per litteras londino ad me datas, J. Locatellius, medicus magnæ expectationis, qui eam vidit a celeberrimo Londinensi chirurgo Andree *dexterrimè ad hibitam in hunc modum : primum sectione longitudinali productâ à glandula thyroïde versus sterni apicem et tres circiter digitos longâ, integumenta divisit Trachea deindè solertèr detectâ, transversim inter secundum et tertium ejus annulum nectentem membranam dissecuit; et similem aliam incisionem inter quartum et quintum annulum fecit, sic ut duo annuli inter utramquè incisionem transversalem comprehenderentur; ex his quâ anteriùs spectant, duabus aliis lateralibus sectionibus frustulum quadrangulare eximit. Quo factum est ut hiatus satis idoneus, tùm aeri inspirando et expirando, tùm concretioni membranaceæ, quæ suffocationem intentabat, expellendæ paratus esset. Ex hoc hiatu continuò prodiit non exigua puris pars; non nulla verò membranaceæ concretionis pars; duobus post diebus per se quædam hujus portio concretionis erupit per artificiosum ejus modi hiatum; sic ut quod intùs remanebat, manu deindè extrahi potuerit. Puer autèm intrà quindecìm dies perfectè convaluit.*

Cette observation peut être considérée sous plusieurs points de vue propres à confirmer la bonté de ma doctrine 1°. Elle donne l'explication d'un des plus importans phénomènes du CROUP : la sortie d'une grande quantité de pus par l'ouverture artificielle (1). 2°. Elle fait connaître qu'il suffit de faire une ouverture convenable à la trachée-artère, pour que la couenne membraniforme puisse même sortir spontanément. 3°. Cette opération,

(1) Ce que l'auteur a nommé pus, n'est autre chose que le mélange intime du mucus avec l'...

dans laquelle on a emporté un morceau de la trachée artère, et qui n'a pu se faire, sans exercer un grand délabrement dans le tissu cellulaire, et sans couper un grand nombre de veines, doit rassurer sur la crainte de l'hémorragie.

Sans doute, l'hémorragie n'a pas eu lieu, parce que cette opération fut faite avant que les symptômes suffocatifs eussent pris un caractère grave. Or, tout me porte à conclure que la trachéotomie, telle que je l'ai présentée dans mon traité, est exempte de tous les dangers qu'on lui a imputés, et qu'elle est l'unique moyen qui puisse sauver la vie aux personnes attaquées du Croup. Je crois aussi qu'il est important que le gouvernement prenne les moyens convenables pour faire connaître et la bénignité et l'absolue nécessité de ce procédé curatif.

Si l'on eut pris le sage parti de donner dans le Recueil, un extrait convenable de mon traité, on m'aurait évité la peine de travailler à ce nouveau mémoire. Toute fois, je le crois nécessaire, puis qu'il est un commentaire qui confirme encore tous les nombreux préceptes que j'ai donnés dans mon traité.

FIN.

[illegible] de la [illegible] qui n'a pu [illegible] sans encore [illegible] dans [illegible] et [illegible] [illegible]

[illegible]

www.ingramcontent.com/pod-product-compliance
Ingram Content Group UK Ltd.
Pitfield, Milton Keynes, MK11 3LW, UK
UKHW021044230726
13926UKWH00004B/1644

9 782013 701693